金匮要略

一看就懂

庞雷 傅国福 傅鹏超 编著

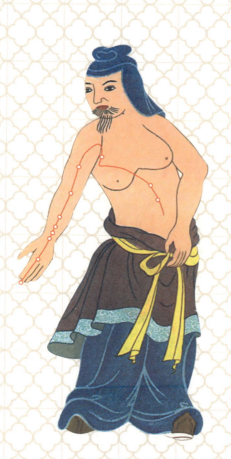

中医古籍出版社
Publishing House of Ancient Chinese Medical Books

图书在版编目（CIP）数据

金匮要略一看就懂 / 庞雷，傅国福，傅鹏超编著
. -- 北京：中医古籍出版社，2022.7
ISBN 978-7-5152-2496-1

Ⅰ.①金… Ⅱ.①庞… ②傅… ③傅… Ⅲ.①《金匮要略方论》Ⅳ.①R222.3

中国版本图书馆CIP数据核字(2022)第087100号

金匮要略一看就懂

庞　雷　傅国福　傅鹏超　编著

策划编辑：	李　淳
责任编辑：	吴　頔
封面设计：	王青宜
出版发行：	中医古籍出版社
社　　址：	北京市东城区东直门内南小街16号（100700）
电　　话：	010-64089446（总编室）010-64002949（发行部）
网　　址：	www.zhongyiguji.com.cn
印　　刷：	水印书香（唐山）印刷有限公司
开　　本：	710mm×1000mm　1/16
印　　张：	15
字　　数：	227千字
版　　次：	2022年7月第1版　2022年7月第1次印刷
书　　号：	ISBN 978-7-5152-2496-1
定　　价：	68.00元

前 言

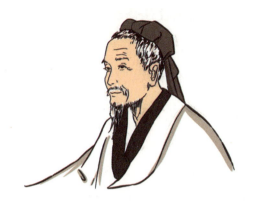

《金匮要略》是我国东汉著名医学家张仲景所著《伤寒杂病论》的杂病部分，共载疾病六十余种，收方剂二百六十余首，它奠定了杂病的理论基础和临床规范，对后世临床医学的发展有着重大贡献和深远影响，被历代推崇为方书之祖和治疗杂病的典范，可谓"施之于人，其效果若神"。

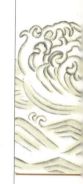

《金匮要略》共二十五章，第一章属总论性质，对疾病的病因、病机、诊断、治疗、预防等都以举例的形式做了原则性的提示，故在全书中具有纲领性意义。第二至十七章论述内科病的证治，第十八章论述外科病的证治，第十九章论述跌蹶等五种不便归类病的证治，第二十至二十二章专论妇产科病的证治，最后三章为杂疗方和食物禁忌。在治疗手段方面，除使用药物外，还采用了针灸和食物疗法，并重视临床护理。在剂型方面，既有汤、丸、散、酒等内服药剂，又有熏、洗、坐、敷等外治药剂，约十余种，有的对煎药和服药方法以及药后反应都有详细的记载。

为了更全面、更完美地用现代文呈现这部医学经典，《金匮要略一看就懂》一书以历史上影响最大的元代邓珍刊本为底本，并参考相关文献勘校注释编写而成。在"注释"时,参考各家,力求易懂、浅显、精要,难字注音。书中"译文"在段落、句型、标点诸方面尽量与原文相一致。在意译上,力求准确,究根求原,在"懂"字上努力探求,使这一文辞古奥,年代久远的中医学经典著作跨越历史条件的限制,发挥新的作用。本书中的方剂添加了功能主治、用法用量、方义分析、注意事项等,详解略说,层次分明,图文并茂,深入浅出,易于效法,以供大家学习和参考。

全书结构严谨,条理清晰,内容翔实,不仅可以作为中医学者的必备工具书,更是现代人生活养生的居家典籍。

需要指出的是,由于作者水平有限,书中难免存在不足,敬请广大读者批评指正!

编 者

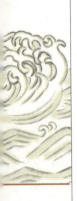

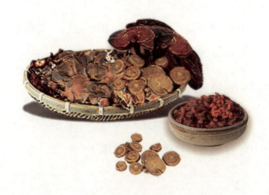

目 录

第一章 脏腑经络先后病脉证

一、治未病 / 002

二、疾病产生的原因及预防 / 003

三、不同病症的表征及不同季节的脉象 / 005

四、杂病病机、分类及五邪侵犯人体的规律 / 009

五、诊断及治疗 / 014

第二章 痉湿暍病脉证

一、痉病的表现、脉象及证治 / 018

二、湿病的表现、脉象及证治 / 022

三、暍病的表现、脉象及证治 / 029

第三章 百合狐惑阴阳毒病证治

一、百合病证治 / 032

二、狐惑病证治 / 038

三、阴阳毒病证治 / 041

第四章 疟病脉证并治

一、疟病脉象及治则 / 044

二、疟病证治 / 045

第五章 中风历节病脉证并治

一、中风脉证并治 / 050

二、历节病脉证并治 / 054

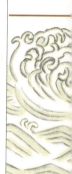

第六章 血痹虚劳病脉证并治

一、血痹病脉证并治 / 060

二、虚劳病脉证并治 / 061

第七章 肺痿肺痈咳嗽上气病脉证治

一、肺痿病脉证并治 / 070

二、肺痈病脉证并治 / 073

三、咳嗽上气病脉证并治 / 076

第八章 奔豚气病脉证治

一、奔豚气病主症、病因 / 082

二、奔豚气证治 / 082

第九章 胸痹心痛短气病脉证治

一、胸痹心痛病因病机 / 086

二、胸痹病证治 / 086

三、心痛病证治 / 091

第十章 腹满寒疝宿食病脉证治

一、腹满病脉象及证治 / 094

二、寒疝病脉象及证治 / 100

三、宿食病脉象及证治 / 103

第十一章 五脏风寒积聚病脉证并治

一、五脏病证 / 106

二、积、聚、气的鉴别和积病脉象 / 111

第十二章 痰饮咳嗽病脉证并治

一、饮病的成因、分类、脉症与预后 / 114

二、痰饮治则 / 116

三、水饮证治 / 117

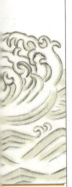

目录

第十三章 消渴小便不利淋病脉证并治

一、消渴病脉证并治 / 130

二、小便不利证治 / 131

三、淋病主症及治禁 / 134

第十四章 水气病脉证并治

一、水气病的分类、成因、脉证 / 136

二、水气病法治 / 143

三、风水病证治 / 145

第十五章 黄疸病脉证并治

一、黄疸的病因病机与分类 / 154

二、黄疸的辨证与法治 / 156

三、黄疸证治 / 158

第十六章 惊悸吐衄下血胸满瘀血病脉证治

一、惊悸成因及证治 / 164

二、吐衄下血成因及证治 / 166

三、瘀血脉证 / 170

第十七章 呕吐哕下利病脉证治

一、呕吐脉证治则及证治 / 172

二、胃反脉证并治 / 179

三、哕治则及证治 / 181

四、下利脉证、病机及证治 / 183

第十八章 疮痈肠痈浸淫病脉证并治

一、疮痈脉证并治 / 192

二、肠痈脉证并治 / 192

三、金疮脉证并治 / 194

四、浸淫疮证治 / 196

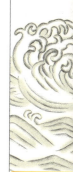

第十九章 趺蹶手指臂肿转筋阴狐疝蛔虫病脉证治

一、趺蹶证治 / 198

二、手指臂肿证治 / 198

三、转筋脉证并治 / 199

四、阴狐疝证治 / 199

五、蛔虫病脉证并治 / 200

第二十章 妇人妊娠病脉证并治

一、妊娠的诊断与调治 / 204

二、胎症的鉴别与治疗 / 204

三、妊娠证治 / 205

第二十一章 妇人产后病脉证治

一、产后常见三病证治 / 212

二、产后腹痛证治 / 213

三、产后阳虚中风证治 / 215

四、虚热烦呕证治 / 217

五、热利伤阴证治 / 217

第二十二章 妇人杂病脉证并治

一、妇人杂病成因、证候与治则 / 220

二、梅核气证治 / 221

三、脏躁证治 / 222

四、月经病证治 / 222

五、带下病证治 / 228

六、妇人腹痛 / 229

七、妇人转胞 / 230

八、妇人前阴诸疾 / 231

附录 古今计量单位对照与换算

第一章 脏腑经络先后病脉证

一、治未病

问曰：上工①治未病②，何也？师曰：夫治未病者，见肝之病，知肝传脾，当先实脾③。四季脾旺④不受邪，即勿补之。中工不晓相传，见肝之病，不解实脾，唯治肝也。

夫肝之病，补用酸，助用焦苦，益用甘味之药调之。酸入肝，焦苦入心，甘入脾。脾能伤肾⑤，肾气微弱⑥，则水不行；水不行，则心火气盛，则伤肺；肺被伤，则金气不行；金气不行，则肝气盛，则肝自愈。此治肝补脾之要妙也。肝虚则用此法，实则不在用之。

经曰："虚虚实实⑦，补不足，损有余。"是其义也。余脏准此。

注释

①上工：高明的医生。
②治未病：在疾病尚未形成之前就事先治疗。
③实脾：调养脾脏。
④四季脾旺：脾属土，土寄旺于四季。
⑤脾能伤肾：伤，是制约的意思。按五行相克的规律，即脾土能克制肾水。
⑥肾气微弱：肾中阴寒水气不致亢而为害。
⑦虚虚实实：据王冰引《灵枢经》为"无实实，无虚虚"，此处是告诫治虚证不可用泻法，治实证不可用补法，以免犯"虚其虚，实其实"的错误。

译文

问：高明的医生，在疾病尚未形成之前就事先治疗，这是什么原因呢？老师答道：事先治疗尚未形成的疾病，是因为疾病可以传变的缘故。例如，肝病，根据五行学说的规律，知道肝病可以传给脾，因此在治疗时，应当首先调养脾脏，如果此时脾脏还没有发病，就不可以用补法来调脾。一般的医生不明白这种相传的道理，见到肝病，不懂得必须先调养脾脏，反而一味地治疗肝病。

治疗肝虚证，可以用酸味的药物来补益，用苦味的药物来辅助，用甘味的药物来调和。这是因为，酸味入于肝经，苦味入于心经，甘味入于脾经。如果脾土充盛，就能克制肾水；如果肾气亏虚，就会导致水液运行失常而停滞于下焦；当水不能上行来克制心火时，就会导致心火炽盛而伤肺；如果肺脏受伤，就会导致肺气虚弱；当肺虚不能克制肝气时，就会导致肝气充盛，如果肝气充盛，则肝虚证就可以自行痊愈。这就是治疗肝虚证必须要先补脾的原因，但是，对于肝实证，就不能使用这种方法。

《黄帝内经》上说："如果用泻法来治疗虚证，就会导致虚证更虚，如果用补法来治疗实证，就会导致实证更实。因此，治疗虚证要用补法，治疗实证要用泻法。"治疗肝病，应当先分虚实，其余脏腑的治法也是如此。

医生技术有高低之分，技术高的能从整体来辨证治病，病治好了身体就好了；技术一般的医生，哪里有病就治哪里，总是治好了一处疾病，身体另一处又有了病变。

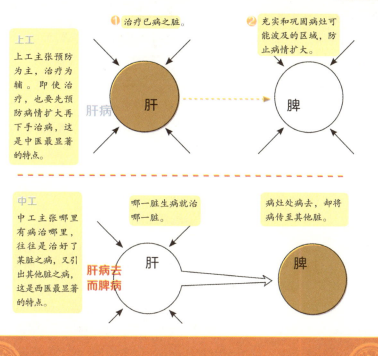

二、疾病产生的原因及预防

夫人禀五常①，因风气②而生长。风气虽能生万物，亦能害万物，如水能浮舟，亦能覆舟。若五脏元真③通畅，人即安和。客气邪风④，中人多死。千般灾难⑤，不越三条；一者，经络受邪，入脏腑，为内所因也；

二者，四肢九窍，血脉相传，壅塞不通，为外皮肤所中也；三者，房事、金刃、虫兽所伤。以此详之，病由都尽。

若人能养慎，不令邪风干忤⑥经络；适中经络，未流传脏腑，即医治之，四肢才觉重滞，即导引⑦、吐纳⑧、针灸、膏摩⑨，勿令九窍闭塞；更能无犯王法、禽兽灾伤，房事勿令竭乏，服食节其冷热苦酸辛甘，不遗形体有衰，病则无由入其腠理。腠者，是三焦通会元真之处，为血气所注；理者，是皮肤脏腑之文理也。

注释

①五常：五行。

②风气：自然界的气候，包括风、寒、暑、湿、燥、火六气。

③元真：元气或真气。

④客气邪风：外至曰客，不正曰邪，指致病的不正常气候。

⑤灾难：疾病。

⑥干忤：干，干犯；忤，逆忤。干忤，触犯或侵犯。

⑦导引：古代调节呼吸、活动筋骨的一种养生方法。据《一切经音义》记载："凡人自摩自捏，伸缩手足，除劳去烦，名为导引；若使别人握搦身体，或摩或捏，即名按摩也。"

⑧吐纳：调整呼吸的一种养生祛病方法。

⑨膏摩：用药膏摩擦体表一定部位的外治方法。

译文

一个人在自然界中生活，要遵循五行的常理，并和自然气候息息相关。自然界的气候可以孕化万物，也能伤害万物，就好比水能载舟，也可覆舟一样。如果人体的五脏真气充实，营卫通畅，就不易生病；如果人体遭受邪气侵袭，就会产生疾病，甚至死亡。疾病种类虽多，但大体可归纳为三类：其一是经络先感受邪气，然后传入脏腑而引起疾病，这属于内因；其二是外邪侵袭皮肤，阻遏四肢九窍间的气血运行而引起疾病，这属于外因；其三是由于房事不节、刀剑或虫兽所伤而引起的疾病。用这种方法来归纳，就可以概括所有疾病的原因了。

如果平时注重养生，防止外邪侵犯人体经络，便能保持健康。如果不小心感受外邪，则应在外邪尚未内传到脏腑时就立即治疗；必须在初步感受到四肢沉重不适时，就要立即采用导引、吐纳、针灸、膏摩等方法来治疗，以免导致九窍闭塞不通。同时，更应遵守国家法纪以免刑役之苦损伤形体，避免受到禽兽伤害，房事要有节制，衣着、饮食要适当，五味应调和恰当，不要使身体遭受虚损，这样一来，病邪就不易侵犯人体的腠理。所谓"腠"，是皮肤的毛窍，为周身气血津液所通会灌溉的地方；"理"，是皮肤与脏腑中间的纹理。腠理是人体御邪护正的屏障。

> 由外邪导致的疾病，总是先侵入人的体表，然后逐渐向体内入侵。根据身体的表现，我们很容易知道病邪所在的部位，从而及时遏制疾病的发展。

病邪在人体的传变

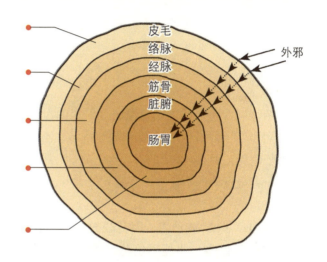

- 体寒，须发竖起，腠理开泄
- 络脉中邪气盛满，颜色改变
- 经脉之气空虚，导致邪气内陷
- 寒多则痉挛骨痛；热多则筋弛骨消，皮枯毛败
- 疾病侵入脏腑，将病邪滞留于肠胃

三、不同病症的表征及不同季节的脉象

师曰：息摇肩者，心中坚[①]**；息引胸中上气者咳；息张口短气者，肺痿唾沫。**

注释

①心中坚：胸中坚满，多由实邪阻滞所致。

译文

老师说：如果患者呼吸时肩部摇耸，表示邪气壅塞于胸膈；如果呼吸时引动肺气上逆，则引发咳嗽；如果出现上气不接下气的，为咳吐涎沫的肺痿病。

师曰：吸而微数，其病在中焦，实也，当下之即愈，虚者不治；在上焦者，其吸促①；在下焦者，其吸远②，此皆难治。呼吸动摇振振者，不治。

注释

①吸促：呼吸浅短急促。
②吸远：呼吸深长而困难。

译文

老师说：呼吸气息比较微弱且偏快的，表示病邪阻塞于中焦，如果属于实证，则应当服用泻下药；如果属于虚证，表示病情危笃。如果病在上焦心肺，则呼吸短促且困难；如果病在下焦肝肾，则呼吸深长，两者都属于难治的病证。如果兼有全身动摇不止的，表示元气大亏，属于不治之症。

师曰：寸口①脉动者，因其旺时而动，假令肝王色青，四时各随其色②。肝色青而反色白，非其时色脉，皆当病。

注释

①寸口：两手寸关尺部位。
②四时各随其色：春青、夏赤、秋白、冬黑的面色。

译文

老师说：寸口部的脉象，会随着季节的变化而变化，同时，面部的颜色也会随之变化。例如，春季时，应于肝，出现面色发青，弦脉，表示健康无病，其他季节则应当出现夏赤、秋白、冬黑的面色。如果在春季时，面色不发青而发白，颜色与脉象都不能应于肝，就会发生疾病。

> 如果诊断疾病时，诊察到的面色与切到的脉象一致，则病人会很快痊愈；如果诊察到的面色与切到的脉象相生，病人预后良好；如果诊察到的面色与切到的脉象相克，病人就很危险了。

病人面色与脉象的生克关系

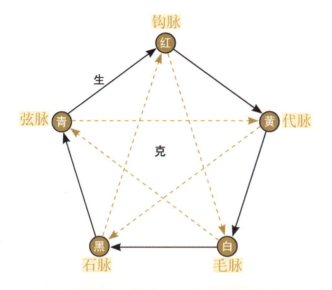

例如：
病人面色发青，切到的脉象为弦脉，则病人很快会痊愈。
病人面色发黄，切到的脉象为钩脉，则病人的病情正在好转。
病人面色发黑，切到的脉象为代脉，则病人很危险。

问曰：有未至而至①，有至而不至，有至而不去，有至而太过，何谓也？师曰：冬至②之后，甲子③夜半少阳起④，少阳之时阳始生，天得温和。以⑤未得甲子，天因温和，此为未至而至也；以得甲子，而天未温和，此为至而不至也；以得甲子，而天大寒不解，此为至而不去也；以得甲子，而天温和如盛夏五六月时，此为至而太过也。

注释

①未至而至：第一个"至"指的是时至，第二个"至"指的是气至。
②冬至：二十四节气之一。
③甲子：冬至之后六十日第一个甲子夜半，此时正值雨水节气，并非指甲子日。

④少阳起：少阳，是古代用来指代时令的名称。少阳起，是指一阳从东方初起而出于地上。

⑤以：音义同"已"。

译文

问：自然界的时令和节气，通常是相应的。然而，有时候，时令未到而相应的节气却已到，或是时令已到而相应的节气却未到，或是时令已到而不相应的节气却未去，或是时令已到而不相应的节气却提早来到，所谓"春行夏令"，这是什么原因呢？

老师答道：季节的推移有常，气候的变化无定。一年分为二十四个节气，每个节气相隔的时间是十五天，而气候的寒暖变化，却不一定这样准确。例如"冬至"节气后六十天就是"雨水"节气，属于少阳当令初起之时，此时阳气初生，气候逐渐温和，就是时至气也至了，这是正常的气候。如果冬至后尚未到雨水，而气候却已经变暖，属于时令未到而节气已到；如果已到雨水而气候尚未变暖，属于时令已到而节气未到；如果已到雨水而气候仍然寒冷，属于时令已到而严寒的节气未去；如果到雨水而气候却已像夏季那样炎热，这是时至气候太过的现象。这些都是反常的气候，容易导致疾病的发生。

师曰：患者脉浮者在前①，其病在表；浮者在后②，其病在里，腰痛背强不能行，必短气而极③也。

注释

①前：关前寸脉。

②后：关后尺脉。

③极：困惫。余篇之"极"，多解作此意。

译文

老师说：如果患者的寸部出现浮脉，表示病在肌表；尺部出现浮脉，表示病在体内。如果腰背疼痛，不能行走，则会出现呼吸短促的病危证候。

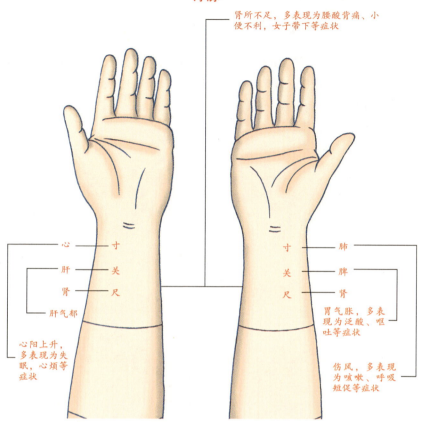

浮脉

四、杂病病机、分类及五邪侵犯人体的规律

问曰：经云厥阳①独行，何谓也？师曰：此为有阳无阴，故称厥阳。

注释

①厥阳：指阳气偏盛，孤阳上逆。厥，上逆之意。

译文

问：《黄帝内经》上说"厥阳独行"，这是什么原因呢？老师答道：这是因为阴气衰竭于下，导致阳气失去依附，有升无降，孤阳上逆，因而称为"厥阳独行"。

问曰：寸脉沉大而滑，沉则为实，滑则为气，实气①相搏，血气入脏即死，入腑即愈，此为卒厥②。何谓也？师曰：唇口青，身冷，为入脏，即死；如身和③，汗自出，为入腑，即愈。

注 释

①实气：邪气实于气血，而不是正常的气血充实。
②卒厥：突然昏倒的一种病症。
③身和：身体温和。

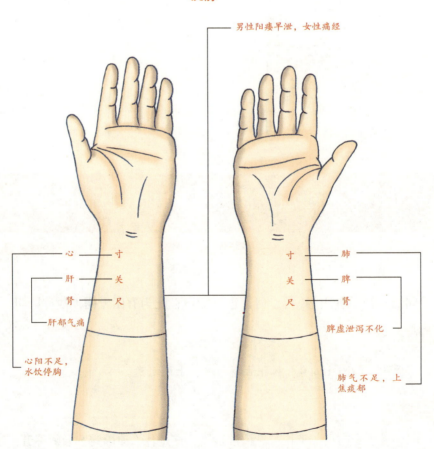

沉脉

译文

问：寸口的脉象沉大而滑，沉脉主实邪内阻，滑脉主气病。实邪与气病相互搏结，如果病邪入于脏，表示病情较重；如果病邪入于腑，表示病情较轻，这种证候称为"卒厥"，这是什么原因呢？

老师答道：如果患者口唇青紫，皮肤和四肢发凉，属于病邪入于脏，表示病情严重，预后不良；如果患者身体温和，微汗自出，属于病邪入于腑，表示病情容易痊愈。

问曰：脉脱①入脏即死，入腑即愈，何谓也？师曰：非为一病，百病皆然。譬如浸淫疮②，从口起流向四肢者，可治，从四肢流来入口者，不可治。病在外者可治，入里者即死。

注释

①脉脱：脉乍伏不见，是邪气阻遏正气，血脉不通所致。
②浸淫疮：皮肤病的一种，能从局部遍及全身。

译文

问：如果患者的脉搏突然消失不见，当病邪入于脏，表示病情较重，当病邪入于腑，表示病情较轻，这是什么原因呢？

老师答道：不仅仅是因为脉搏突然消失不见才会如此，其他的病证也是这样的。譬如，患浸淫疮病，如果疮从口部向四肢发展，表示病势由内向外发展，因此可以很快治愈；如果疮从四肢向口部蔓延，表示病势由外向内发展，因此病情不容易治愈。总之，病在脏则病情较重；病在腑则病情较轻；病势由外传内的难治；病势由内传外的易治。

问曰：阳病①十八，何谓也？师曰：头痛，项、腰、脊、臂、脚掣痛。阴病②十八，何谓也？师曰：咳、上气、喘、哕、咽③、肠鸣、胀满、心痛、拘急。五脏病各有十八，合为九十病。人又有六微，微有十八病，合为一百八病。五劳④、七伤⑤、六极⑥、妇人三十六病⑦，不在其中。

清邪居上，浊邪居下，大邪中表，小邪中里，谷饪⑧之邪，从口入者，宿食也。五邪⑨中人，各有法度，风中于前⑩，寒中于暮，湿伤于下，雾伤于上，风令脉浮，寒令脉急，雾伤皮腠，湿流关节，食伤脾胃，极寒伤经，极热伤络。

注释

①阳病：属外表经络的病证。

②阴病：属内部脏腑的病症。

③咽：音同"噎"，指咽中梗塞。

④五劳：《素问·宣明五气》篇及《灵枢·九针论》，均以久视伤血、久卧伤气、久坐伤肉、久立伤骨、久行伤筋为五劳所致。

⑤七伤：《诸病源候论》以大饱伤脾；大怒气逆伤肝；强力举重、久坐湿地伤肾；形寒饮冷伤肺；忧愁思虑伤心；风雨寒暑伤形；大恐惧不节伤志为七伤。

⑥六极：气极、血极、筋极、骨极、肌极、精极。极是极度劳损的意思。

⑦妇人三十六病：据《诸病源候论·妇人带下三十六病候》记载，妇人三十六病指十二癥、九痛、七害、五伤、三痼。

⑧饪：饮食。

⑨五邪：风、寒、湿、雾、饮食之邪。

⑩前：午前。

译文

问：阳病有十八种，是哪些病呢？老师答道：头痛、项痛、腰痛、脊痛、臂痛、脚掣痛。阴病十八种，是哪些病呢？老师答道：咳嗽、上气、喘息、哕逆、哕逆、咽中梗塞、肠鸣、胀满、心痛、拘急。五脏病各有十八种，总共为九十种病；人又有六腑，六腑分别各有十八种病，故总合为一百零八种病。此外还有五劳、七伤、六极和妇女三十六种病，都不包括在内。

雾露邪气，大多侵袭人体的上部；水湿邪气，大多侵袭人体的下部；风邪大多侵袭体表；寒邪大多侵袭体内；从口而入的疾病，则属于饮食不节的食积病。风、寒、湿、雾、饮食侵袭人体，分别具有一定的规律。风邪大多在上午侵袭人体，寒邪大多在傍晚侵袭人体；湿邪侵袭人体的下部，雾邪侵袭人体的上部。风邪表现为浮脉，寒邪表现为紧脉，雾露之邪容易损伤人体皮肤腠理，湿浊之邪容易流注于关节，饮食不节则容易损伤脾胃，极寒之邪容易损伤经脉，极热之邪容易损伤络脉。

风邪对人体的伤害是六淫之中最厉害的,它们侵入人体,阻塞毛孔,在身体上下窜行,导致人体经脉不通,使人发冷或发热。

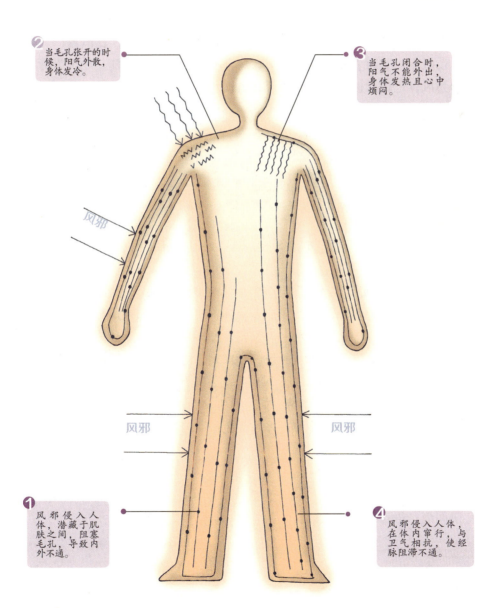

风邪对人体的伤害

❷ 当毛孔张开的时候,阳气外散,身体发冷。

❸ 当毛孔闭合时,阳气不能外出,身体发热且心中烦闷。

风邪

风邪　　风邪

❶ 风邪侵入人体,潜藏于肌肤之间,阻塞毛孔,导致内外不通。

❹ 风邪侵入人体,在体内窜行,与卫气相抗,使经脉阻滞不通。

第一章　脏腑经络先后病脉证

五、诊断及治疗

问曰：患者有气色见于面部，愿闻其说。师曰：鼻头色青，腹中痛，苦冷者死；鼻头色微黑色，有水气①；色黄者，胸上有寒；色白者，亡血也。设微赤，非时者死；其目正圆者痉，不治。又色青为痛，色黑为劳，色赤为风，色黄者便难，色鲜明者有留饮②。

注释

①水气：病名，体内有蓄水。
②留饮：病名，属于痰饮病。

译文

问：患者的气色可以反映在面部，这要如何分辨呢？请您详细谈谈这方面的情况。

老师答道：当鼻部发青，兼有腹中疼痛时，如果又出现严重怕冷的症状，属于危重症；如果鼻部微微发黑，表示体内有积液；如果面部发黄，表示胸中有阴寒停滞；如果面部发白，为失血过多所致。当人体失血过多时，如果面部微红，又不是因邪热所致，为虚阳浮越于上，阴阳离决的死证；如果两眼直视，转动不灵活，为严重的痉病，属于不治之症。如果面色发青，为痛证；如果面色发黑，为肾劳；如果面色发红，为风热；如果面色发黄，表示大便困难；如果面部浮肿，并且颜色鲜明光亮，为水饮内停之证，有痰饮病。

师曰：患者语声寂然①喜惊呼者，骨节间病；语声喑喑然②不彻者，心膈间病；语声啾啾然③细而长者，头中病（一作痛）。

注释

①寂然：患者安静无语声。
②喑喑然：语声低微而不清楚。
③啾啾然：声音细小。

> **译文**

老师说：如果患者平时安静无声，却突然惊叫的，表示关节有病；如果声音低微不清楚的，表示痰湿阻遏于胸膈；如果声音细小而呻吟不断的，表示头痛。

问曰：病有急当救里救表者，何谓也？师曰：病，医下之，续得下利清谷①不止，身体疼痛者，急当救里；后身体疼痛，清便自调者，急当救表也。

> **注释**

①清谷：大便完谷不化。

> **译文**

问：治疗急证，有时先治里证，有时先治表证，这是什么原因呢？

老师答道：如果疾病在表，误用泻下法治疗后，患者出现下利清谷不止，此时尽管有身体疼痛的表证，也应当立即治疗里证，里证恢复之后才能治疗表证。

夫病痼疾，加以卒病，当先治其卒病，后乃治其痼疾也。

> **译文**

如果患者平素患有慢性病，又患上了新病，则应该先治新病，然后再治疗原有的慢性病。否则，新病未愈旧病增剧，必将导致不良后果。这种急则治其标，缓则治其本，是辨证论治的重要法则。

师曰：五脏病各有所得①者愈，五脏病各有所恶②，各随其所不喜者为病。病者素不应食，而反暴思之，必发热也。

> **注释**

①所得：适合患者的饮食和居住场所。
②所恶：患者所厌恶的饮食和居住场所。

译文

老师说：治疗五脏病症，必须配合适当的饮食、居住场所，这样病情就容易痊愈；反之，病情就会加重。如果患者突然想吃平常不爱吃的食物，就容易助长病邪而引起发热。

夫诸病在脏①欲攻②之，当随其所得③而攻之，如渴者，与猪苓汤。余皆仿此。

注释

①在脏：泛指在里的疾病。
②攻：主治。
③所得：病邪与有形之邪如痰、血、水、食等相结合。

译文

想要治疗里实证，必须根据其病因来用攻法。比如，治疗口渴，如果病是因为阴虚内热与水邪互结所致的，就应该服用猪苓汤来利湿，湿去则热除，口渴也可以随之而解，其他的病证也是如此主治。

第二章 痉湿暍病脉证

一、痉病的表现、脉象及证治

太阳病，发汗太多，因致痉。
太阳病，发热无汗，反恶寒者，名曰刚痉。
太阳病，发热汗出，而不恶寒，名曰柔痉。
太阳病，发热，脉沉而细者，名曰痉，为难治。

译文

患太阳病，如果误用发汗法发汗过多，损伤津液，就会导致痉病的产生。

患太阳病，出现发热、无汗，却怕冷，以及颈项转侧不利等症状的，称为刚痉。

患太阳病，如果出现发热、汗出，反而不怕冷，以及筋脉拘急的，称为柔痉。

患太阳病，出现发热，并且脉象沉细的，表明是正气亏损不足，邪气炽盛的痉病，比较难以治疗。

夫风病下之则痉，复发汗，必拘急。

注释

患太阳中风表虚证，应当调和营卫，如果误用攻下法，损伤津液，也会导致痉病；如果一误再误，再用发汗法发汗，严重损伤津液，就会导致筋脉失养而出现拘挛。

疮家①虽身疼痛，不可发汗，汗出则痉。

注释

①疮家：久患疮疡或被金刃创伤之人。

译文

如果久患疮疡病，即使出现身体疼痛的表证，也不能用发汗法治疗，否则将会损伤津液，以致形成痉病。

病者身热足寒，颈项强急，恶寒，时头热，面赤目赤，独头动摇，卒口噤①，背反张者，痉病也。若发其汗者，寒湿相得，其表益虚，即恶寒甚。发其汗已，其脉如蛇。

注释

①卒口噤：突然牙关紧闭，不能说话。

译文

患者出现身体发热，两脚寒冷，颈项强直，转动不灵活，怕冷，偶尔头部发热，面部与两眼发红，头部不自主地摇动，又突然牙关紧闭，不能说话，腰背强直，角弓反张等症状，为痉病。痉病有表邪，本来是可以发汗的，但如果此时用汗法发汗，使得肌表的寒邪与汗湿相合，阻遏腠理的气机，就会导致肌表的卫气更虚，卫气不能温煦肌表，从而加重恶寒的症状。发汗以后，其脉亦会发生变化，呈现沉伏不利，屈曲如蛇的脉象。这是肝脏的真脏脉外现，预后不良。

暴腹胀大者，为欲解，脉如故，反伏弦者，痉。
夫痉脉，按之紧如①弦，直上下行②。
痉病有灸疮③，难治。

注释

①如：犹"而"也。古"如"与"而"可互相通用。
②上下行："上"指脉的寸部，"下"指脉的尺部。上下行，即从寸部到尺部。
③灸疮：因火灸所致的疮。

译文

如果腹部突然胀大，脉象变得柔和的，表示病即将痊愈；如果脉象反而沉伏而弦的，表示痉病未解。

痉病的脉象，特征为由寸部到尺部皆出现弦紧的脉象。

患痉病，同时又兼有灸疮的，比较难以治疗。

瓜蒌根原生态

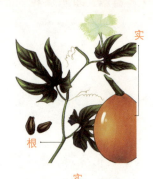

实

[性味] 苦，寒，无毒。
[主治] 润肺燥，降火，治咳嗽，涤痰结。

根

[气味] 甘、微苦、酸，微寒。
[主治] 消渴身热，补虚安中。

★ 成品选鉴

本品呈不规则圆柱形、纺锤形或瓣块状，表面黄白色或淡棕黄色，质坚实，断面白色或淡黄色，富粉性，横切面可见黄色木质部，略呈放射状排列，纵切面可见黄色条纹状木质部。气微，味微苦。

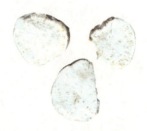

太阳病，其证备，身体强，几几①然，脉反沉迟，此为痉，瓜蒌桂枝汤主之。

注释

①几几：形容短羽幼鸟伸颈欲飞而不能之状。南阳地区方言，读作紧紧（jǐn jǐn），亦有读作殊殊（shú shú），意思是有固缩之感。

译文

患太阳病，出现头项强痛、发热、自汗、恶风、项背强直，以及沉迟的脉象，属于痉病，可以服用瓜蒌桂枝汤主治。

瓜蒌桂枝汤方（柔痉）

药材组成： 瓜蒌根二两，桂枝三两，芍药三两，甘草二两，生姜三两，大枣十二枚。

用法用量： 上六味，以水九升，煮取三升，分三次温服。取微汗出，病即可解。若汗不出，服药后稍等片刻，吃热粥一碗，以助药力发汗。

功能主治： 解肌发表，生津舒筋。主治柔痉。症见恶寒发热，汗出，恶风，身体强，几几然，脉沉迟而有力者。

方义方析： 本方即《伤寒论》桂枝汤加瓜蒌根而成，所治之证，为痉病中之柔痉。是外有表邪，经络受阻，经脉拘急不舒，复因表虚汗出，津液不得濡润而成。方中用桂枝汤外解风寒，加入瓜蒌根甘寒润燥而通津液，并且善通经络。配合成方，可收解表生津并重之效，表证解，津液通，经脉濡，而痉亦自愈。

注意事项： 对于药物的剂量问题，虽古今用药量大小有差异，但主要是汉制小，后世制大，其折算结果尚未统一。清代陈修园说："古之一两，今折为三钱，不泥于古，而亦不离于古也。"

今人柯雪帆等根据史料、实物核算，并结合近代临床使用经方用量的研究，认为《伤寒论》和《金匮要略》的药物剂量应按1斤等于250克，1两等于15.625克，1升等于200毫升计算。以上折算方法，可供参考，临床宜根据病情轻重，并结合国家药典的法定计量，综合确定。

太阳病，无汗而小便反少，气上冲胸，口噤不得语，欲作刚痉，葛根汤主之。

译文

患太阳病，没有出汗，小便反而减少，自觉有气上冲胸口，牙关紧闭而不能说话，这是即将发生刚痉的先兆，可以服用葛根汤主治。

葛根汤方（刚痉）

药材组成：葛根四两，麻黄三两（去节），桂枝二两（去皮），芍药二两，甘草二两（炙）生，姜三两，大枣十二枚。

用法用量：上七味，将药物碎成小块，以水一斗，先煮麻黄、葛根，减二升，去沫，内诸药，煮取三升，去渣，温服一升，覆取微似汗，不须啜粥，余如桂枝汤法将息及禁忌。

功能主治：发汗解毒，升津舒筋。主治刚痉。症见发热恶寒，无汗而小便反少，气上冲胸，口噤不得语，脉浮弦紧。

方义方析：方中葛根升津液，濡筋脉为君；麻黄、桂枝疏散风寒，发汗解表为臣；芍药、甘草生津养液，缓急止痛为佐；生姜、大枣调和脾胃，鼓舞脾胃生发之气为使。诸药合用，共奏发汗解表、升津舒筋之功。

葛根原生态

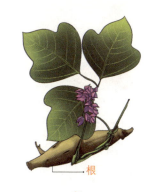

根

[性味] 甘，辛，平，无毒。
[主治] 消渴，身大热，呕吐，诸痹。

成品选鉴

本品呈纵切的长方形厚片或小方块，外皮淡棕色，有纵皱纹，粗糙。切面黄白色，纹理不明显。质韧，纤维性强。气微，味微甜。

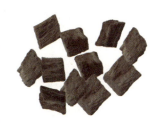

第二章 痉湿暍病脉证

痉为病，胸满口噤，卧不着席①，脚挛急，必齘齿，可与大承气汤。

注释

①卧不着席：平卧背不能贴近席子，形容背反张之甚。

译文

刚痉的症状表现为：胸部胀满，牙关紧闭而不能说话，不能平卧在床，小腿肌肉痉挛，上下牙紧咬，甚或切齿有声者，出现上述症，为阳明里热实证，可用大承气汤主治。

大承气汤方（阳明实热痉）

药材组成：大黄四两（酒洗），厚朴半斤（炙，去皮），枳实五枚（炙），芒硝三合。

用法用量：上四味，以水一斗，先煮二物，取五升，去渣，内大黄，煮取二升，去渣，内芒硝，更上火微一二沸，分温再服，得下止服。

功能主治：峻下热积。主治阳明实热痉。症见胸满口噤，卧不着席，脚挛急，必齘齿，脉实有力。

方义方析：方中大黄泄热通便，厚朴行气散满，枳实破气消痞，芒硝润燥软坚。四药配合，具有峻下热积之功。

二、湿病的表现、脉象及证治

太阳病，关节疼痛而烦①，脉沉而细者，此名湿痹。湿痹之候，小便不利，大便反快，但当利其小便。

注释

①烦：引申为剧烈，形容关节疼痛之程度。

译文

患太阳表证，兼有关节剧烈疼痛，以及脉象沉细的，为湿痹病。湿痹的症状表现为小便不通利，大便反而爽快。应当用通利小便法来主治。

湿家①之为病，一身尽疼，发热，身色如熏黄②也。

注释

①湿家：感受湿邪的患者。
②熏黄：颜色黄而晦暗，就像被烟熏过一样。

译文

患湿病，症状表现为全身疼痛、发热，皮肤颜色好像被烟熏过一样暗黄。

湿家，其人但头汗出，背强，欲得被覆向火①。若下之早则哕②，或胸满，小便不利，舌上如胎③者，以丹田④有热，胸上有寒，渴欲得饮而不能饮，则口燥烦也。

注释

①被覆向火：用患者想近火、盖被等取暖的欲望，形容其恶寒比较严重。
②哕：呃逆。
③舌上如胎：胎同苔，指舌上湿润白滑，似苔非苔。
④丹田：穴名，在脐下三寸处，这里泛指下焦。

译文

患湿病的人，只有头部出汗，背部强直，喜欢裹着棉被或烤火取暖，如果过早使用攻下法，则会出现呃逆，或是胸部胀满，小便不通利。如果舌上出现白滑苔，表示是因为误用攻下法后导致邪热陷下于下焦，而寒湿仍停聚于胸膈，因此出现口渴想喝水，但又喝不下，只是口中干燥不适的症状。

湿家下之，额上汗出，微喘，小便利①者死，若下利不止者，亦死。

注释

①小便利：小便清长而频数。

译文

患湿病,如果误用攻下法,出现额上出汗,轻微气喘,小便通利的,为不治之症;如果腹泻不止,也同样难治。

风湿相搏,一身尽疼痛,法当汗出而解,值天阴雨不止,医云此可发汗,汗之病不愈者,何也?盖发其汗,汗大出者,但风气去,湿气在,是故不愈也。若治风湿者,发其汗,但微微似欲出汗者,风湿俱去也。

译文

风邪与湿邪相合而侵袭人体,出现周身疼痛,用发汗法治疗,使风湿邪气随汗而出,则病情可以痊愈。如果正逢阴雨不停,医生依然用发汗法治疗,发汗后病情却不见改善,这是什么原因呢?这是由于发汗太过,导致汗出太急太多,以致风邪虽外解,湿邪却依然存在,所以病不愈。治疗风湿病,用发汗法使身体微微出汗,这样一来,风湿邪气才能随汗而解。

湿家病,身疼发热,面黄而喘,头痛,鼻塞而烦,其脉大,自能饮食,腹中和无病,病在头中寒湿,故鼻塞,内药鼻中则愈。

译文

久患湿病的人,出现身体疼痛而发热,面色发黄而又气喘,头痛,鼻塞,心烦不安,脉象大,饮食正常,这是肠胃调和无病,而病在头部,是头部受了寒湿之邪的侵袭,阻塞鼻窍,所以鼻塞不通,治疗时应将宣泄寒湿的药物塞在鼻子里,则病可痊愈。

湿家身烦疼,可与麻黄加术汤发其汗为宜,慎不可以火攻①之。

注释

①攻:主治。

译文

患湿病,出现身体疼痛、心烦不宁的,用麻黄加术汤发汗治疗,千万不可用火熏、温针等火攻法主治。

麻黄加术汤证（寒湿在表）

药材组成：麻黄三两（去节），桂枝二两（去皮），甘草一两（炙），杏仁七十个（去皮尖），白术四两。

用法用量：上五味，以水九升，先煮麻黄，使水减去两升，去上沫，然后加上其他药，煮取两升半，去渣，温服八合，卧床覆被，发取微汗。

功能主治：发汗解表，散寒除湿。治寒湿在表湿痹。症见外感寒湿，恶寒发热，身体烦疼，无汗不渴，苔白腻，脉浮紧者。

方义方析：方中用麻黄汤祛风以发表，即以白术除湿而固里，且麻黄汤内有白术，则虽发汗而不至多汗，而术得麻黄并可以行表里之湿，即两味足以治病。况又有桂枝和营达卫，助麻黄以发表；杏仁疏肺降气，导白术以宣中；更加甘草协和表里，使行者行，守者守，并行不悖。

　　病者一身尽疼，发热，日晡所①剧者，名风湿。此病伤于汗出当风，或久伤取冷②所致也。可与麻黄杏仁薏苡甘草汤。

注 释

①日晡所：十二时辰之申时，即下午三点至五点。

②久伤取冷：劳伤汗出而入冷水者。

译文

患者周身疼痛，发热，每到下午三时至五时左右便加剧，这是风湿病。此病是由于出汗时皮肤腠理疏松，而又感受风邪，或是长时间贪凉所致，可以用麻黄杏仁薏苡甘草汤主治。

麻黄原生态

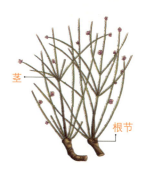

茎

根节

茎
[性味] 苦，温，无毒。
[主治] 中风伤寒头痛，温疟。

根节
[性味] 甘，平，无毒。
[主治] 止汗，夏月杂粉扑之。

※ 成品选鉴 ※

表面淡绿色至黄绿色，有细纵脊线，触之微有粗糙感。体轻，质脆，易折断，断面略呈纤维性，周边绿黄色，髓部红棕色，近圆形。气微香，味涩、微苦。

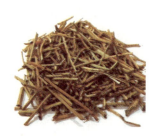

第二章　痉湿暍病脉证

麻黄杏仁薏苡甘草汤方（风湿在表）

药材组成： 麻黄半两（去节、汤泡），甘草一两（炙），薏苡仁半两，杏仁十个（去皮尖，炒）。

用法用量： 上药共剉麻豆大小，每服四钱匕，用水一盏半，煮至八分，去渣，温服，发取微汗，要避风寒。

功能主治： 解表祛湿。主治风湿在表湿痹。症见一身尽疼，发热，日晡所剧，苔白腻，脉浮缓或濡数。

方义方析： 方中麻黄解表发汗，以宣散肌表的风湿；杏仁宣利肺气，以助麻黄之力；薏苡仁甘淡，微寒，既可渗利除湿，又制约麻黄之温性，以免其助热化燥之势；甘草和中。诸药共用，轻清宣化，使风湿之邪从微汗而解。

风湿，脉浮，身重，汗出，恶风者，防己黄芪汤主之。

译文

表虚风湿的证候，风邪在表，故脉浮，湿邪在表，故身重，表虚不固，卫阳虚弱，故汗出恶风，用防己黄芪汤主治。

防己黄芪汤方（风湿兼气虚）

药材组成： 防己一两，甘草半两（炙），白术七钱半，黄芪一两一分（去芦）。

用法用量： 上药共剉麻豆大，每次抄取五钱匕，生姜四片，大枣一枚。水一盏半，煎至八分，去渣，温服，良久再服一次。喘者加麻黄半两，胃中不和者加芍药三分，气上冲者加桂枝三分，下有沉寒者加细辛三分。服后当如虫行皮中，从腰下如冰，坐被上，又以一被绕腰以下，温令微汗，助之以温，远之以寒，以助阳行湿，发取微汗，其病当愈。

功能主治： 益气祛风，健脾利水。主治风湿兼气虚湿痹。症见汗出恶风，身重微肿，或肢节疼痛，小便不利，舌淡苔白，脉浮。

方义方析： 方中防己祛风除湿，黄芪补气固表，二者相配，使祛风不伤正，固表不留邪。白术健脾胜湿，既能协防己除湿，又可助黄芪固表。生姜与大枣调和营卫，甘草培土和中。诸药共用，使卫阳振奋，运行周身，风湿外达，故服药后出现"如虫行皮中"的感觉。"从腰下如冰"是湿欲下行而卫阳尚无力振奋，故当"令患者坐被上，又以一被绕腰以下"，意在温暖助阳，使之蒸蒸发越，借微汗以驱除湿邪。方后加减：如果风邪犯肺，致肺气失宣而喘者，加麻黄宣肺平喘；湿困脾胃，血脉不畅致脘腹疼痛者，加芍药以行痹缓痛；若下焦阳虚，气逆上冲者，加桂枝温阳化气，降逆平冲；下焦素有寒湿痹着者，加细辛以温散陈寒。

伤寒八九日，风湿相搏，身体疼烦，不能自转侧，不呕不渴，脉浮虚而涩者，桂枝附子汤主之。若大便坚，小便自利者，去桂加白术汤主之。

译文

患伤寒病八九天，风邪与湿邪相合侵袭人体，出现身体疼痛且心烦不安，不能自由转侧，不呕也不渴，脉象浮虚而涩的，用桂枝附子汤治疗；如果大便硬结，小便通利的，则应当去桂枝加白术汤主治。

桂枝附子汤方（风湿内盛疼烦）

药材组成： 桂枝四两（去皮），附子三枚（炮，去皮），生姜三两（切），大枣十二枚（擘），甘草二两（炙）。

用法用量： 以水六升，煮取二升，去渣温服，一日三次。

功能主治： 祛风除湿，温经散寒。治风湿相搏或正虚内寒所致的病症。

方义方析： 方中桂枝散风寒，通经络；附子祛风除湿，温经散寒。二药相配，散风寒湿邪而止痹痛。生姜、大枣调和营卫，甘草补脾和中。五味合用，共奏祛风除湿、温经散寒之功。

白术附子汤方（风湿身痛）

药材组成： 白术二两，附子一枚半（炮，去皮），甘草一两（炙），生姜一两半（切），大枣六枚。

用法用量： 上五味，以水三升，煮取一升，去渣，分温三服。一服觉身体麻木半日许，再服、三服都尽。其人如果头晕眼花，这是服药后的反应，不必惊慌。

功能主治： 温阳通经，祛风除湿。主治风湿身痛。症见身体疼烦，不能自转侧，不呕不渴，脉浮虚而涩，大便坚，小便自利者。

方义方析： 方中附子壮阳气，散阴寒，通经气，利关节；白术益气健

附子原生态

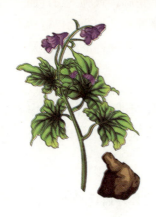

[性味] 辛，温，有大毒。
[主治] 风寒咳逆邪气，温中，金疮，破癥坚积聚，血瘕，寒湿，拘挛膝痛，不能行步。

成品选鉴

盐附子呈圆锥形，表面灰黑色，被盐霜，顶端有凹陷的芽痕，周围有瘤状突起的支根或支根痕。体重，横切面灰褐色。气微，味咸而麻，刺舌。

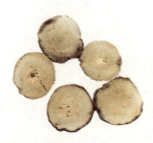

脾燥湿；生姜散寒除湿；大枣、甘草，益气和中，既缓附子之烈性，又缓急止痛。

风湿相搏，骨节疼烦掣痛①不得屈伸，近之则痛剧，汗出短气，小便不利，恶风不欲去衣，或身微肿者，甘草附子汤主之。

注释

①掣痛：牵引作痛。

译文

风与湿邪相合侵袭人体，出现疼痛难忍，四肢抽掣，关节屈伸不利，用手触摸则疼痛更为严重，汗出，气短，小便不利，怕风，不愿脱掉衣服，或是出现轻度水肿的，用甘草附子汤主治。

甘草附子汤方（风湿痛）

药材组成： 甘草二两（炙），附子二枚（炮，去皮，破），白术二两，桂枝四两（去皮）。

用法用量： 以水六升，煮取三升，去渣，温服一升，一日三次。初服得微汗则解，能食；汗出复烦者，将服五合；恐一升多者，宜服六七合为妙。

功能主治： 温阳散寒，祛湿止痛。主治风湿痛。症见骨节疼烦，掣痛不得屈伸，近之则痛剧，汗出短气，小便不利，恶风不欲去衣，或身微肿。

方义方析： 方中附子温阳通经，散寒止痛；桂枝温通血脉，通利关节；白术健脾和胃，生化气血，除寒燥湿；甘草益气补中，调和诸药。合用以治表里阳气俱虚、风湿俱盛、病偏于里、湿流关节的风湿病。

三、暍病的表现、脉象及证治

太阳中暍①,发热恶寒,身重而疼痛,其脉弦细芤迟。小便已,洒洒然②毛耸,手足逆冷,小有劳,身即热,口开③,前板齿④燥。若发其汗,则恶寒甚;加温针,则发热甚;数下之,则淋甚。

注释

①中暍:伤暑。
②洒洒然:形寒毛耸的样子。
③口开:暑热内扰,气逆张口作喘之状。
④板齿:门齿。

译文

太阳中暑可见发热恶寒,身体沉重而疼痛,脉沉细中空而迟。小便结束后身上汗毛竖起,手足发冷,稍微劳动,则身体就发热,张口喘气,牙齿干燥。如果此时误用发汗法,就会更加怕冷;误用温针,发热就更为严重;误用泻下法,就会引起小便短涩疼痛的淋病。

太阳中热者,暍是也。汗出恶寒,身热而渴,白虎加人参汤主之。

译文

人体感受暑热而患太阳表证,属于暍病,症状表现:出汗,怕冷,全身发热,口渴。用白虎加人参汤主治。

白虎加人参汤方(伤暑热盛证治)

药材组成: 知母六两,石膏一斤(碎),甘草二两,粳米六合,人参三两。

用法用量: 上五味,以水一斗,煮到米熟汤成,去渣,温服。每次一升,每日三次。

功能主治: 清热泻火,益气生津。主治伤寒或温病,里热盛而气阴不足,发热，烦渴，口舌干燥，汗多，脉大无力；暑病津气两伤，汗出恶寒，身热而渴。

方义方析： 方中知母清阳明胃热，生津除烦止渴；石膏泻热生津，养阴退热；人参、粳米、甘草，补中益气，健脾和中，生津益营，并制约知母、石膏苦寒伤气。诸药共用，使暑热解，气阴复，则暍病自愈。白虎汤为治疗阳明经热之主方，故于白虎汤中加入人参以清解暑热益气生津。

太阳中暍，身热疼重，而脉微弱，此以夏月伤冷水，水行皮中所致也，一物瓜蒂汤主之。

译文

患太阳中暑，出现发热，身体疼痛而沉重，脉象微弱，这是因为夏季贪饮凉食，或是汗出用冷水淋浴，水湿之邪行于皮肤中所致起，用一物瓜蒂汤主治。

一物瓜蒂汤方（中暑兼湿者）

药材组成： 瓜蒂（二七个，剉）。
用法用量： 以水一升，煮取五合，去渣顿服。
功能主治： 清热解暑，行水散湿。主治伤暑。症见身热身重，周身疼痛，脉象微弱。
方义方析： 瓜蒂苦寒，能吐能下，去身面四肢水气，水去而暑无所依，将不治而自解。

人参原生态

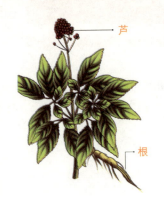

芦
[性味] 苦，温，无毒。
[主治] 吐虚劳痰饮。

根
[性味] 甘，微寒，无毒。
[主治] 补五脏，安精神，定魂魄。

✱成品选鉴✱

主根呈纺锤形或圆柱形，表面灰黄色，上部或全体有疏浅断续的粗横纹及明显的纵皱，下部有支根2～3条，并着生多数细长的须根，质较硬，香气特异，味微苦、甘。

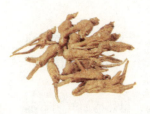

第二章　痉湿暍病脉证

第三章 百合狐惑阴阳毒病证治

一、百合病证治

论曰：百合病者，百脉一宗①，悉致其病也。意欲食，复不能食，常默默②，欲卧不能卧，欲行不能行，饮食或有美时，或有不用闻食臭时，如寒无寒，如热无热，口苦，小便赤，诸药不能治，得药则剧吐利，如有神灵者，身形如和，其脉微数。

每溺时头痛者，六十日乃愈；若溺时头不痛，淅然③者，四十日愈；若溺快然，但头眩者，二十日愈。其证或未病而预见，或病四五日而出，或病二十日，或一月微见者，各随证治之。

注释

①百脉一宗：人体血脉分之可百，但其同归心肺所主则一。
②默默：患者精神不振，沉默不语的样子。
③淅然：怕风、寒栗的样子。

译文

有些观点认为：所谓百合病，是因心主血脉，肺主治节而朝百脉，心肺阴虚，气血不能濡润百脉，百脉俱受其累，致证候百出的一种疾病。百合病的症状表现：想要进食，却又吃不下，经常沉默不语，想睡觉又睡不着，想行走又走不动；有时食欲很好，有时却连食物的气味也不愿闻，似乎怕冷，但又没有寒证，似乎发热，但又没有热证；口苦，小便赤红，即使服用许多药物也不能改善病情，服药后甚至出现呕吐或是腹泻得十分厉害，神情恍惚不定，就好像有神灵作祟一样，但没有明显的症状，只是脉搏稍快。

如果患者在小便时出现头痛的，约六十天痊愈；小便时头不痛，只感觉怕风或寒栗者，常四十天获愈；而小便排解畅快，只觉得头眩者，大约二十天就能痊愈。百合病的发病各有不同，有的在患伤寒热病之前就出现，有的患伤寒热病四五天后表现出来，有的患伤寒热病二十天或一月后才逐渐显露。总之，应根据具体情况，各随证施治。

百合病，发汗后者，百合知母汤主之。

译文

患百合病，误用发汗法后，导致津液严重亏损的，用百合知母汤主治。

百合知母汤方（百合病误汗）

药材组成： 百合七枚（擘），知母三两（切）。

用法用量： 上先以水洗百合，浸泡一夜，当白沫出，去其水，避免呕逆副伤用。再以泉水两升煎取一升，去渣；另以泉水两升煎知母，取一升，去渣；然后将两份煎液合和，煎取一升五合，分两次温服。

功能主治： 养阴清热，润燥除烦。主治百合病误下后心肺阴虚以肺热为主者。症见咳嗽，痰少而黏，或带血丝，口燥，鼻干，小便赤，心烦，失眠（欲卧不得卧）或手足烦热，舌红、苔少或薄黄，脉虚数。

方义方析： 百合甘平，润肺清热，养心安神，为主药；知母虽性味苦寒，但滋阴清热两擅长，并能除烦止渴，用为辅药；以甘凉之泉水助其养阴清热之功，用于煎药，能引虚热下行。全方共奏润肺清热、宁心安神之功。

注意：百合知母汤煎法有特殊意义，仲景称之为合和后煎，即分别用泉水煎百合及知母，去渣，两药相合后再煎，这种煎法古时认为有调和阴阳作用。

百合原生态

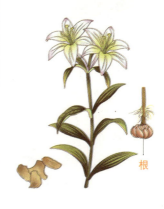

根

[性味] 甘，平，无毒。
[主治] 利大小便，补中益气。

★成品选鉴★

本品呈长椭圆形，表面类白色、淡棕黄色或微带紫色。质硬而脆，断面较平坦，角质样。气微，味微苦。

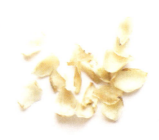

第三章 百合狐惑阴阳毒病证治

百合病，下之后者，滑石代赭汤主之。

患百合病，误用攻下法而发病的，应该服用滑石代赭汤来主治。

滑石代赭汤方（百合病误下）

药材组成： 百合七枚（擘），滑石三两（碎，绵裹），代赭石（如弹丸大）一枚（碎、绵裹）。

用法用量： 上先以水洗百合，浸泡一夜，当白沫出，去其水，更以泉水两升，煎取一升，去渣；另以泉水两升煎滑石、代赭石，取一升，去渣；后合和重煎，取一升五合，分温服。

功能主治： 养阴利水，和胃降逆。主治百合病误下后伤阴。症见溺后眩厥、心烦、干咳、频频欲呕或恶心，四肢沉重懒动，头晕，善太息，意欲食复不能食，舌红、苔腻，脉虚数。

方义方析： 方中百合滋心肺之阴而清虚热；滑石清心肺之热而利湿；代赭石清泻胃中郁热，降逆下行。三药相伍，滋中有清，清中有利，利中有降，相依并行，以建其功。

百合病，吐之后者，百合鸡子汤主之。

患百合病，误用吐法而发病的，应该服用百合鸡子汤主治。

百合鸡子汤方（百合病误吐）

药材组成： 百合七枚（擘），鸡子黄一枚。

用法用量： 上方先以水洗百合，浸泡一夜，当白沫出，去其水，更以泉水两升，煎取一升，去渣，内鸡子黄，搅匀，煎五分，温服。

功能主治： 滋阴养胃，降逆除烦。主治百合病误吐后虚烦不安者。症见心悸、干咳、失眠、盗汗、颧红而无光泽，或魂魄颠倒，如有鬼灵，或神志失聪，啼笑无常，舌红少苔，脉虚或细。

方义方析： 方中百合滋养心肺以清热，使虚热因阴津复而自退。鸡子黄清虚热而养血滋阴，尤以养血为长，与百合相用，滋阴之中以养血，养血之中以清热，清热之中以生津。方中二药相互为用，共奏清心润肺、益阴养血之效。

百合病，不经吐、下、发汗，病形如初者，百合地黄汤主之。

译文

百合病未经过使用催吐、泻下、发汗等方法治疗，其病状仍与发病当初相同者，应该服用百合地黄汤主治。

百合地黄汤方（百合病主方）

药材组成： 百合七枚（擘），生地黄汁一升。

用法用量： 以水洗百合，浸泡一夜，当白沫出，去其水，更以泉水两升，煎取一升，去渣，纳入地黄汁，煎取一升五合，分两次温服。服药生效，即应守方，不要更换方药。服药期间，患者大便黑色如漆，此为地黄汁本色所染，停药后即可消失。

功能主治： 滋阴清热。主治百合病。症见心烦，惊悸，失眠，多梦，干咳，少痰，口干口苦，心神涣散，大便干，小便赤，或欲卧不得卧，舌红、少苔，脉细微数。

方义方析： 百合色白入肺，而清气中之热；地黄色黑入肾，而除血中之热；泉水引邪热下行，利小便。三药配伍，心肺（肾）得润，气血两清，阴复热退，百脉调和，病自可愈。

生地黄原生态

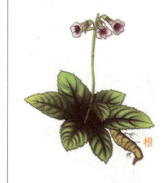

根

[性味] 大寒。
[主治] 妇人崩中血不止，及产后血上薄心闷绝。

＊成品选鉴＊

多呈不规则的团块状或长圆形，中间膨大，两端稍细，有的细小。表面棕黑色或棕灰色，极皱缩，具不规则的横曲纹。体重，质较软而韧，不易折断，断面棕黑色或乌黑色，有光泽，具黏性。气微，味微甜。

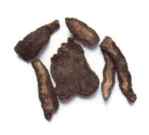

第三章 百合狐惑阴阳毒病证治

牡蛎原生态

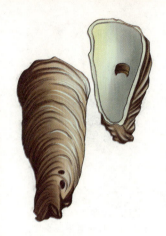

[性味]咸，微寒。
[主治]伤寒寒热，温疟洒洒，惊恚怒气，除拘缓鼠瘘，女子带下赤白。

★成品选鉴★

呈长片状，背腹缘几平行，右壳较小，鳞片坚厚，层状或层纹状排列。质硬，断面层状，洁白。气微，味微咸。

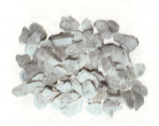

百合病一月不解，变成渴者，百合洗方主之。

> 🚩 译文
>
> 如果患百合病一个月仍不痊愈，反而出现口渴的，应该服用百合洗方主治。

百合洗方（百合病变渴）

药材组成：百合一升。
用法用量：以水一斗，浸泡一夜，以洗身。洗毕，再食以粳米和小麦做成的煮饼，有生津止渴、益气养阴的作用，不要吃味咸的盐豉，以免耗津增渴。
功能主治：清心润肺，益阴和气。主治百合病变渴者。症见饥不欲食、失眠、口渴、口苦、小便赤、舌红、少苔、脉细。
方义方析：因皮毛与肺气相通，百合浸水洗其皮毛，可达到通其内，润养肺阴之目的。同时，注意饮食调理，"洗已，食煮饼"，义在借小麦益胃生津之助。咸味能伤津助渴，故"勿以盐豉"（即豆豉）。

百合病，渴不差者，瓜蒌牡蛎散主之。

> 🚩 译文
>
> 患百合病，口渴不止的，用瓜蒌牡蛎散方主治。

瓜蒌牡蛎散方（百合病口渴不止）

药材组成：瓜蒌根、牡蛎（熬），等分。
用法用量：上为细末。每服方寸匕饮送下，一日三次。

功能主治：生津止渴，益阴潜阳，主治百合病口渴不止。

方义方析：方中瓜蒌根清热润燥，生津止渴；佐以牡蛎益阴潜阳，以降虚热。二味相配，共奏生津止渴、益阴潜阳之效。

百合病，变发热者（一作发寒热），百合滑石散主之。

患百合病原本不应当发热，如果出现发热的（或出现明显寒热的），用百合滑石散主治。

百合滑石散方（百合病变发热）

药材组成：百合一两（炙），滑石三两。

用法用量：上为散。饮服方寸匕，每日服三次。当小便畅利时，停服，以免过于分利，耗伤阴液，里热即从小便而去，肌肤表热自除。

功能主治：滋阴润肺，清热利尿。主治百合病变发热者。症见心烦，干咳，咽燥，身沉重而困，欲行不得行，小便赤，头痛而沉，痰少，或发寒热，舌红、少苔或黄而腻，脉虚数。

方义方析：方中百合滋心肺，清虚热；滑石清热利湿，与百合相用，清心肺之虚热，并导湿邪从小便而去。二药相伍，滋阴而不助湿，利湿不伤阴津，以达阴津得复，虚热得除，湿邪得下，诸症悉除。

百合病见于阴者，以阳法救之；见于阳者，以阴法救之。见阳攻阴，复发其汗，此为逆；见阴攻阳，乃复下之，此亦为逆。

患百合病，如果出现阴寒证，应该用温阳散寒法；如果出现阳热证，则应该用滋阴清热法。如果出现阳热证，反用温阳散寒法治疗，又再发其汗，属于逆治（误治）；如果出现阴寒证，却用滋阴清热法治疗，又服用泻下药，这也属于逆治（误治）。

二、狐惑病证治

甘草原生态

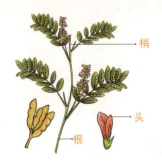

梢
[主治] 生用治胸中积热，去茎中痛。

根
[性味] 甘，平，无毒。
[主治] 坚筋骨，长肌肉，倍气力，生肌，解毒。

头
[主治] 痈肿。

成品选鉴

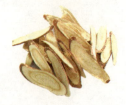

根呈圆柱形，外皮松紧不一，表面红棕色或灰棕色，具显著的纵皱纹、沟纹、皮孔及稀疏的细根痕。质坚实，断面略显纤维性，黄白色，粉性。气微，味甜而特殊。

狐惑之为病，状如伤寒，默默欲眠，目不得闭，卧起不安，蚀[1]于喉为惑，蚀于阴[2]为狐，不欲饮食，恶闻食臭，其面目乍赤、乍黑、乍白。蚀于上部[3]则声喝[4]，甘草泻心汤主之。

注释

①蚀：腐蚀。
②阴：肛门和生殖器前后二阴。
③上部：喉部。
④声喝：说话声音嘶哑或喧塞不利。

译文

患狐惑病，症状表现与伤寒病很类似，患者沉默想睡，却不能闭目安眠，睡卧时又想起身，神情不安。虫毒侵蚀于上部咽喉的称为惑，侵蚀于下部前后二阴的称为狐。患者不想吃东西，很怕闻到饮食的气味；同时面色及眼睛的颜色也变化无常，有时红、有时黑、有时白。如果腐蚀于咽喉，就会出现声音嘶哑，用甘草泻心汤主治。

甘草泻心汤方（蚀于咽喉声喝）

药材组成：甘草四两，黄芩三两，人参三两，干姜三两，黄连一两，大枣十二枚，半夏半升。

用法用量：上七味，水一斗，煮取六升，去渣，再煎，每次温服一升，每日服三次。

功能主治：益气和胃，消痞止呕。主治狐惑病。症见表情沉默，精神不振，身热，失眠，烦躁，喉痛，咽烂，阴痒，阴部或阴中溃疡，口腔黏膜、颊黏膜有溃疡，不欲饮食，恶闻食臭，舌红、苔黄腻，脉滑或数。

方义方析：方中甘草以清热解虫毒，并配以黄芩、黄连苦降清热、燥湿解毒。半夏、干姜以宣畅中焦气机，使湿热之邪无内居之机；湿热久郁，必伤正气，故用人参、大枣益气养血，以扶正安中。诸药合用，以达到湿化热清，气机调畅，邪去正复之目的。

蚀于下部则咽干，苦参汤洗之。

译文

虫毒腐蚀于前阴部，就会出现咽喉干燥，用苦参汤外洗。

苦参汤方（下蚀咽干）

药材组成：苦参一升。

用法用量：《兰台规范》本方用苦参一升，水一斗，煎取七升，去渣，熏洗，一日三次。

功能主治：清热燥湿，杀虫解毒。主治狐惑病下蚀咽干。症见阴部瘙痒或溃疡，伴有口腔溃疡，局部有渗出物，或有疼痛，妇人带下黄浊，男子淫白或黄物，口干、舌红、苔黄，脉滑。

方义方析：方中苦参苦寒，苦以燥湿泄浊，寒以清热解毒，更能通利小便，使湿热毒邪从小便去。又能杀虫疗恶疮，除下部蚀疮。故可清热解毒，燥湿泄邪，以疗湿热诸证。

苦参原生态

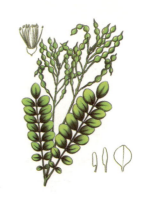

[性味] 咸，微寒。
[主治] 心腹结气，癥瘕积聚，黄疸，逐水，除痈肿，补中，明目止泪。

★ 成品选鉴 ★

本品呈长圆柱形，下部常有分枝，表面灰棕色或棕黄色，具纵皱纹及横长皮孔，质硬，不易折断，断面纤维性；切面黄白色，具放射状纹理及裂隙，有的可见同心性环纹。气微，味极苦。

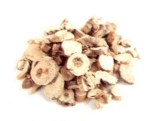

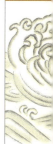

第三章 百合狐惑阴阳毒病证治

蚀于肛者，雄黄熏之。

> **译文**

腐蚀于肛门的，用雄黄外熏。

雄黄熏方（湿热虫毒蚀烂肛门）

药材组成：雄黄若干。
用法用量：上一味研为细末，筒瓦二枚合之，引火烧，向肛熏之。
功能主治：清热解毒，燥湿杀虫。主治狐惑病蚀于肛门。症见肛门瘙痒或溃疡，不热不红，或轻微发红，口不渴，舌淡、苔薄，脉沉。
方义方析：方中雄黄解毒疗疮，燥湿止痒，杀虫驱邪，蠲诸痰疾，善主皮肤诸疾湿毒。

《脉经》云：病人或从呼吸上蚀其咽，或从下焦蚀其肛阴，蚀上为惑，蚀下为狐，狐惑病者，猪苓散主之。

> **译文**

《脉经》上说：患者或者从上呼吸道腐蚀咽喉，或者从下腐蚀肛阴。侵蚀上部的称为惑，侵蚀下部的称为狐，患狐惑病的，可以服用猪苓散主治。

病者脉数，无热[1]，微烦，默默但欲卧，汗出，初得之三四日，目赤如鸠[2]眼；七八日，目四眦[3]黑。若能食者，脓已成也，赤豆当归散主之。

> **注释**

①无热：无寒热。
②鸠：鸠，鸟名，《说文》"鸠，俗称斑鸠，其目色赤"。
③四眦：两眼内外眦。

> **译文**

患者出现脉数，但无恶寒发热的表证，心中微微发烦，神情沉默欲睡，汗出。初得病的三四天，双眼红得像斑鸠的眼睛一样，等到七八天时，两眼的内、外眦变黑；如果此时能吃东西，表示热毒蕴结于血分而形成痈脓，故用赤小豆当归散主治。

赤豆当归散方（热毒成痈化脓）

药材组成： 赤小豆三升（浸令芽出，曝干），当归三两。

用法用量： 上二味，杵为粉末，用浆水服方寸匕，每日服三次。

功能主治： 清热解毒，活血排脓。主治狐惑病湿热下注，大便下血，先血后便者。症见表情沉默，懒怠喜卧，汗出，目赤或目内外皆俱黑，或眼睑微肿或溃烂，或阴痒或溃疡，身发红斑，小便灼热赤黄，口苦，苔黄腻，脉数，或大便下血，色鲜红而量多，先血而后便，甚则肛门坠胀，或腹痛，大便不畅或硬。

方义方析： 方中赤小豆渗湿清热，解毒排脓；当归活血，去瘀生新；更用浆水送服，以助清热解毒之功。三药配伍，共奏清热利湿、活血解毒之功。

三、阴阳毒病证治

阳毒之为病，面赤斑斑如锦纹①，咽喉痛，唾脓血。五日可治，七日不可治。升麻鳖甲汤主之。

注 释

①锦纹：面部有赤色的斑块，就像锦纹一样。

译 文

患阴毒病，症状表现：脸部出现红色的斑块，像锦纹一般，咽喉疼痛，吐脓血。如果病情只有五天以内则容易治疗，如果超过七天以上，就很难治愈。用升麻鳖甲汤主治。

升麻鳖甲汤方（阳毒病）

药材组成： 升麻二两，当归一两，蜀椒一两（炒，去汗），甘草二两，雄黄半两（研），鳖甲手指大一片（炙）。

用法用量： 上六味，以水四升，煮取一升，一次服完；老人和小儿分两次服，服后以出汗为佳。

功能主治： 辛散解毒，活血通络。主治阳毒病。症见面赤斑斑如锦纹，

升麻原生态

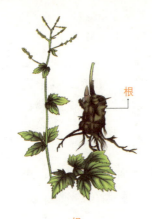

根

[性味] 甘、苦、平、微寒，无毒。
[主治] 解百毒，辟瘟疫瘴气邪气。

★成品选鉴

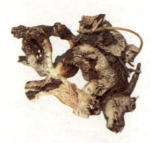

本品为不规则的长形块状，表面黑褐色或棕褐色，粗糙不平，具须根痕。体轻，质坚硬，不易折断，断面不平坦。有裂隙，纤维性，黄绿色或淡黄白色。气微，味微苦而涩。

咽喉痛，吐脓血。

方义方析：本方重用升麻，籍其升散之力以达透邪解毒之功，故《本经》谓其"主解百毒"；鳖甲既可行血散瘀，又可领诸药入阴分以搜毒；蜀椒既可解毒止痛，又可领诸药出阳分而透邪；当归活血；雄黄、甘草解毒，共为治阴阳毒之主方。

阴毒之为病，面目青，身痛如被杖①，咽喉痛。五日可治，七日不可治。升麻鳖甲汤去雄黄、蜀椒主之。

注释

①身痛如被杖：形容身体疼痛得就像受过拷打一样难忍。

译文

患阴毒病，症状表现：脸部及双眼发青，全身疼痛像是被棍子打一般，咽喉疼痛。如果病情只有五天以内则容易治疗，如果超过七天以上，就很难治愈。用升麻鳖甲汤去雄黄、蜀椒主治。

升麻鳖甲汤去雄黄蜀椒方（阴毒病）

药材组成：升麻二两，甘草二两，当归一两，炙鳖甲一片。

用法用量：水煎服。

方义方析：方中升麻清热解毒，凉血散瘀。鳖甲软坚散结，化瘀和阴，与升麻相用，倍增凉血散瘀解毒；当归补血和阴，活血化瘀，与升麻相伍，以增化瘀解毒。甘草泻火解毒，清热泻邪，并调和诸药。诸药相伍，以奏解毒清热、凉血化瘀之效。

第四章 疟病脉证并治

一、疟病脉象及治则

师曰：疟，脉自弦，弦数者多热，弦迟者多寒。弦小紧者下之差，弦迟者可温之，弦紧者可发汗，针灸也。浮大者可吐之，弦数者风发①也，以饮食消息②止之。

注释

①风发："风"，泛指邪气。因风为阳邪，易于化热，因此，此处的"风发"，实指热盛之疟病。

②消息：斟酌。

译文

老师说：患疟病，大多出现弦脉，脉象弦而兼数的表示发热，脉象弦而兼迟的表示恶寒。在治疗时，脉象弦小紧的，用攻下法治疗；脉象弦而迟的，用温法治疗；脉象弦而紧的，用汗法、针灸治疗；脉象浮大的，用吐法治疗；对于因感受风邪而发热，以及脉象弦而数的，用饮食调理法主治。

正常情况下，体内卫气白天在三阳经运行，晚上在三阴经运行。风邪和水气随卫气行于阳则外出，行于阴则进于内，这样内外相迫，以致疟疾每日发作。但是有时候疟疾的发作规律也会改变。如图所示：

邪气的运行影响疟疾发作时间

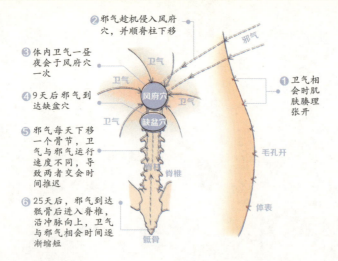

二、疟病证治

病疟，以月一日发，当以十五日愈；设不差，当月尽解。如其不差①，当云何？师曰：此结为癥瘕②，名曰疟母，急治之，宜鳖甲煎丸。

注释

①不差：没有痊愈。
②癥瘕：概指腹中的痞块。癥，腹中积块坚硬不移；瘕，腹中痞块时聚时散。

译文

患疟病，如果是在每月的初一发病的，治疗十五天，就应当痊愈；否则，再过十五天也应当痊愈；如果整整一个月仍不能痊愈的，这是什么原因呢？老师说：这是由于病久正衰，疟邪与痰瘀互结于胁下，形成了瘕块，称为疟母。应当抓紧时间治疗，可选用鳖甲煎丸。

鳖甲煎丸方（疟母）

药材组成： 鳖甲十二分（炙），乌扇三分（烧），黄芩三分，柴胡六分，鼠妇三分（熬），干姜三分，大黄三分，芍药五分，桂枝五分，葶苈一分（熬），石韦三分（去毛），厚朴三分，牡丹五分（去心），瞿麦二分，紫葳三分，半夏一分，人参一分，䗪虫五分（熬），阿胶三分（炙），蜂窠四分（炙），赤硝十二分，蜣螂六分（熬），桃仁二分。

用法用量： 上二十三味为末。取煅灶下灰一斗，清酒一斛五斗，浸灰，候酒尽一半，着鳖甲于中，煮令烂如胶漆，绞取汁，内诸药，煎为丸，如梧子大，空心服七丸，日三服。

功能主治： 行气化瘀，软坚消癥。主疟疾日久不愈，胁下痞硬有块，结为疟母，以及癥瘕积聚。

方义方析： 方中重用鳖甲为君，软坚消癥。用大黄、芍药、䗪虫（土鳖虫）、桃仁、赤硝（硝石）、牡丹、鼠妇、紫葳（凌霄花）、蜂窠、蜣螂攻消血结，

鳖甲原生态

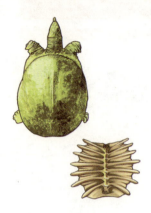

[性味]咸，微寒。
[主治]心腹癥瘕坚积、寒热，去痞、息肉、阴蚀、痔（核）、恶肉。

成品选鉴

本品呈椭圆形或卵圆形，背面隆起，外表面黑褐色或墨绿色，略有光泽，具细网状皱纹及灰黄色或灰白色斑点。内表面类白色，中部有突起的脊椎骨，颈骨向内卷曲，伸出边缘。质坚硬。气微腥，味淡。

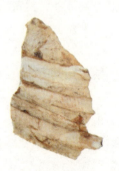

逐瘀化癥为臣。用厚朴、石韦、瞿麦、乌扇（射干）等下气利小便；葶苈、半夏涤痰消癥，六药为佐。调寒热，和阴阳，有黄芩、干姜；通营卫则用桂枝、柴胡；益气血，又有人参、阿胶；煅灶下灰之温，清酒之热，亦助鳖甲消癥散结之功，诸药为使。鳖甲煎丸药共25味，为丸服者，取其峻药缓攻，逐渐消磨癥瘕，使疟邪尽去而不伤正。

师曰：阴气孤绝，阳气独发，则热而少气烦冤[1]，手足热而欲呕，名曰瘅疟[2]。若但热不寒者，邪气内藏于心，外舍分肉之间，令人消铄[3]脱肉。

注释

①烦冤：烦闷不舒。
②瘅疟：邪热炽盛，只热不寒的一种疟病。
③消铄：消损。

译文

老师说：平素阴虚阳盛的人，津液极为亏损，而邪热独盛，表现为高热，呼吸气短，心烦不舒，手足心热而想吐，称为瘅疟。如果只发热而不怕冷的，表示邪热侵入于脏腑，邪热同时又蒸熏体表，内外热盛，表里皆炽所致，日久则使人体的肌肉消损。

温疟者，其脉如平，身无寒但热，骨节疼烦，时呕，白虎加桂枝汤主之。

译文

患温疟，症状表现：脉象平和，只发热而不怕冷，关节疼痛，时时呕吐，用白虎加桂枝汤主治。

白虎加桂枝汤方（温疟）

药材组成：知母六两，甘草二两（炙），石膏一斤，粳米二合，桂枝三两。

用法用量：以上五味药，共为粗末，每次取五钱，水一盏半，煎至八分，去药渣，温服，使汗出则愈。

功能主治：清热生津，解肌发表（通络）。主治温疟。症见身无寒但热，时有壮热，汗出，头痛，关节疼痛或红肿，遇热则甚，时呕，心烦胸热，口干口渴，舌红、苔黄，脉弦数。

方义方析：知母清热除烦，善治温疟，并滋阴润燥而和关节。桂枝辛温解肌和营卫，使温疟之邪向外透达，并通畅关节而利血脉，受知母所制，透达温疟而不助邪热，通达关节而不益热，更能引知母入于肌肤、关节而清热。石膏辛寒，辛可透达肌肤骨节之热外散，寒可清泻邪热，与知母相用，通络使邪热向外透达，与桂枝相用，清热之中以调和营卫。粳米顾护正气以驱邪，兼防寒凉太过，以免寒伤中气。甘草益气，与粳米相用，顾护正气，并调和诸药。诸药相伍，共奏解肌调营、清热通络之效。

知母原生态

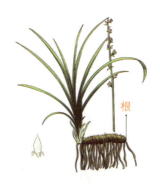

根

[性味] 苦，寒，无毒。
[主治] 消渴热中，补不足，益气。

★成品选鉴★

本品呈长条状，表面黄棕色至棕色，上面有一凹沟，具紧密排列的环状节，质硬，易折断，断面黄白色。气微，味微甜、略苦，嚼之带黏性。

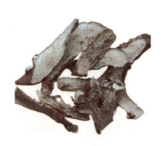

第四章 疟病脉证并治

疟多寒者，名曰牝疟①，蜀漆散主之。

注释

①牝疟：以寒为主的一种疾病。

译文

患疟病，出现寒多热少的，称为牝疟，用蜀漆散主治。

蜀漆散方（牝疟）

药材组成：蜀漆（洗，去腥）、云母（烧二日夜）、龙骨等分。

用法用量：以上三味，研为细末，未发作前以浆水半钱，临发时服一钱匕。

功能主治：助阳，祛痰，截疟。主治牝疟。症见发热恶寒，寒多热少，汗出则热解，胸闷，脘痞，神疲体倦，全身酸困，口中和，苔腻或黄，脉弦迟。

方义方析：方中蜀漆祛痰截疟；云母、龙骨助阳扶正，镇逆安神。合用有助阳、祛痰、截疟之效。

注意事项：本方需在疟病发作之前使用才有效。

龙骨原生态

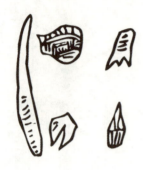

[性味] 甘、涩，平。
[主治] 咳逆，泻痢脓血，女子漏下，癥瘕坚结，小儿热气惊痫。

★成品选鉴

形似兽骨而较粗大，大小不一。表面灰白色或黄白色，较光滑。质硬，断面不平坦，色白，细腻如粉质。在关节处膨大，断面有数蜂窝状小孔。无臭，无味。

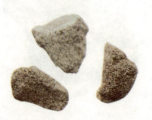

第五章 中风历节病脉证并治

一、中风脉证并治

夫风之为病，当半身不遂①，或但臂不遂者，此为痹②。脉微而数，中风使然。

注释

①半身不遂：一侧肢体不能随意活动。
②痹：中风病机，经络血脉气血不通。

译文

患中风病，表现为一侧肢体不能随意活动，如果出现一侧手臂不能随意活动的，属于痹证。由于中风属正虚邪实之病，所以可见脉微而数，脉微主正虚，脉数主邪盛。

寸口脉浮而紧，紧则为寒，浮则为虚，寒虚相搏，邪在皮肤。浮者血虚，络脉空虚，贼邪不泻①，或左或右，邪气反缓，正气即急，正气引邪，喎僻不遂②。

邪在于络，肌肤不仁；邪在于经，即重不胜③；邪入于府，即不识人；邪入于脏，舌即难言④，口吐涎。

注释

①贼邪不泻：邪气留于经络血脉，不能排出。
②喎僻不遂：口眼歪斜，不能随意运动。
③重不胜：肢体重滞，不易举动。
④舌即难言：舌强，语言不清。

译文

寸口脉出现浮紧的脉象，紧脉为感受寒邪，浮脉为卫气不足的虚证，这是由于寒邪与虚损的正气相争，寒邪胜故留滞于肌肤。浮脉是因为血虚，导致络脉空虚，以致外邪留滞不去，乘虚留于身体的左侧或右侧，受邪的一侧，由于络脉痹阻，因此松弛不用；而健康的一侧，则气血运行正常，因此反而显得比较紧张拘挛；由于健康的一侧牵引病邪，因此出现口眼向健康的一侧歪斜。

如果邪气侵犯络脉，导致肌肤失养，就会出现肌肤麻木；如果邪气侵犯经脉，导致肢体失养，则会出现肢体沉重无力；如果邪气侵犯入腑，导致神明失养，就会出现神志不清；如果邪气侵犯入脏，由于阴脉皆连于舌本，脏气不能达于舌下，则会出现口流涎水，不能说话。

侯氏黑散：治大风[①]，四肢烦重[②]，心中恶寒不足者。

菊花原生态

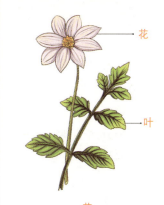

花
[性味]苦、辛，平，无毒。
[主治]风眩，能令头不白。

叶
[性味]苦，平，无毒。
[主治]恶风湿痹。

注释

①大风：古代证候名。
②烦重：形容四肢极其沉重。

译文

侯氏黑散主治四肢极其沉重，中阳不足，胸脘感觉怕冷的大风病证。

侯氏黑散方（风入心脾）

药材组成：菊花四十分，白术十分，细辛三分，茯苓三分，牡蛎三分，桔梗八分，防风十分，人参三分，矾石三分，黄芩五分，当归三分，干姜三分，芎䓖三分，桂枝三分。

用法用量：上十四味，杵为散，酒服方寸匕，日一服，初服二十日，温酒调服，禁一切鱼、肉、大蒜，常宜冷食，六十日止，即药积在腹中不

※ 成品选鉴 ※

呈碟形或扁球形，常数个相连成片。舌状花类白色或黄色，平展或微折叠，彼此粘连，通常无腺点；管状花多数，外露。气清香，味甘、微苦。

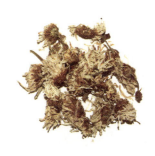

第五章 中风历节病脉证并治

下也。热食即下矣，冷食自能助药力。

功能主治：清肝祛风，化痰通络。主治大风病。症见魂梦颠倒，精神恍惚，恶寒发热，心烦，身躁，四肢困重，手足不遂，乏力，倦怠，食欲不振，或呕吐痰涎，胶结黏腻，或大便失调，面色萎黄，舌淡，脉细无力或弦滑。

方义方析：菊花秋生，得金水之精，能制火而平木，木平则风息，火降则热除，故以为君；防风、细辛以祛风；人参、白术以补气；黄芩以清肺热；当归、芎䓖（川芎）以养血；茯苓通心气而行脾湿；桔梗以和膈气；姜、桂助阳分而达四肢；牡蛎、白矾，酸敛涩收，又能化顽痰。加酒服，引诸药达于周身经络。禁一切鱼、肉、大蒜，恐其动风助热。

寸口脉迟而缓，迟则为寒，缓则为虚，荣缓则为亡血①，卫缓则为中风。邪气中经，则身痒而瘾疹。心气不足，邪气入中②，则胸满而短气。

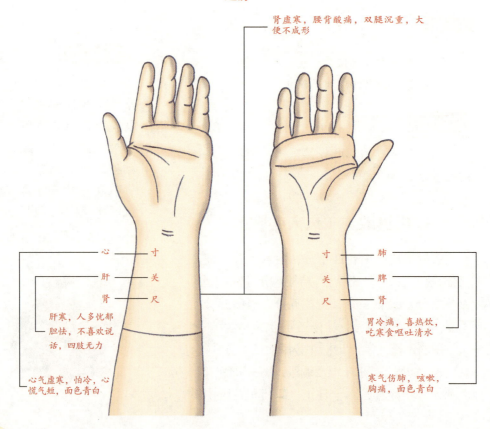

迟脉

注释

①亡血：此处指的是血虚。
②入中：指邪气内传，伤于脏腑。

译文

如果寸口部出现迟而缓的脉象，迟脉为寒，缓脉则为虚。营阴亏虚是由于血虚，卫气亏虚则是由于风邪损伤所致。如果风寒邪气乘虚侵入经脉，就会出现全身痒而发为瘾疹；如果心气不足，又感受邪气，就会出现胸部胀满和短气。

风引①汤：除热瘫痫②。

注释

①风引：风痫掣引，俗称抽搐。
②瘫痫：瘫，俗称风瘫，指半身不遂；痫，癫痫。

译文

风引汤主治风瘫及癫痫出现抽搐者。

风引汤方（热盛风动）

药材组成：大黄四两，干姜四两，龙骨四两，桂枝三两，甘草二两，牡蛎二两，寒水石六两，滑石六两，赤石脂六两，白石脂六两，紫石英六两，石膏六两。

用法用量：上十二味，杵，粗筛，以韦囊盛之，取三指撮，井花水（即井华水，为清晨最先汲取的井泉水，其质洁净，甘平无毒，且有镇心安神、清热之效，故用之相宜）三升，煮三沸，温服一升。

功能主治：清热息风，镇惊安神。主治癫痫、风瘫。症见癫痫发作，昏仆，两目上视，四肢抽搐或半身不遂，口吐涎沫，头晕头痛，狂躁不安者。面赤气粗，便秘尿赤，口干口苦，舌质红，舌苔黄腻，脉弦数有力。

方义方析：方中用牡蛎、龙骨、赤石脂、紫石英以平肝息风，重镇潜阳；石膏、寒水石、滑石辛寒以清风化之火；大黄苦寒泻内实之热，使热或风动得以平息；反佐以干姜、桂枝之温，既能通血脉，又能制诸石之咸寒而顾护

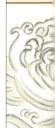

脾胃之气；甘草调和诸药。

防己地黄汤：治病如狂状，妄行，独语不休，无寒热，其脉浮。

防己地黄汤用于治疗狂躁不宁，行为反常，自言自语不休，脉浮，但不恶寒发热的病症。

防己地黄汤方（血虚受风）

药材组成： 防己一钱，桂枝三钱，防风三钱，甘草二钱。

用法用量： 上四味，以酒一杯，浸泡一夜，绞取汁，生地黄二斤，咬咀，蒸之如斗米饭久，以铜器盛其汁，更绞地黄汁，和匀分两次服。

功能主治： 滋阴凉血，祛风通络。主治血虚中风。症见喜妄如狂，而精神萎靡，独语不休，视物模糊而似鬼状，时欲漱口不欲咽，无寒热，舌质红、少苔，脉浮或数或虚。

方义方析： 方中重用生地黄滋补真阴，凉血养血为君；防己善搜经络风湿，兼可清热为臣；防风、桂枝调和营卫，解肌疏风为佐；甘草调补脾胃，调和诸药为使。配合成方，共奏滋阴凉血、祛风通络之功。

二、历节病脉证并治

寸口脉沉而弱，沉即主骨，弱即主筋，沉即为肾，弱即为肝。汗出入水中，如水伤心[①]，历节黄汗出，故曰历节。

注释

①如水伤心：水湿伤及血脉。

如果寸口部出现沉而弱的脉象，沉脉主骨病，弱脉主筋病，故沉脉为肾病，弱脉为肝病。汗为心液，如果人体于出汗后浸入水中，汗与水湿相互搏击，不仅损伤心气，出现黄汗，汗湿还会流注于关节，引起关节肿痛，

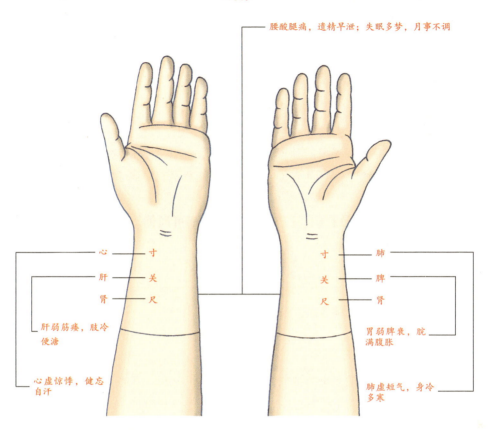

称为历节病。

趺阳脉[①]**浮而滑，滑则谷气实，浮则汗自出。**

注释

①趺阳脉：在足背上五寸骨间动脉处，即冲阳穴。可候胃气变化。

译文

如果趺阳部出现浮滑的脉象，滑脉为胃肠中的谷气壅聚成实，浮脉为里热炽盛而出汗。

少阴脉[①]浮而弱,弱则血不足,浮则为风,风血相搏,即疼痛如掣。

> **注释**

①少阴脉:手少阴神门脉,在掌后锐骨端陷中;足少阴太溪脉,在足内踝后五分陷中。

> **译文**

如果少阴部出现浮滑的脉象,弱脉为阴血虚少,浮脉为外感风邪,风邪与血虚搏结,导致经脉痹阻不通,因此出现关节牵制疼痛。

盛人[①]**脉涩小,短气自汗出,历节疼,不可屈伸,此皆饮酒汗出当风所致。**

> **注释**

①盛人:外形肥胖的人。

> **译文**

如果肥胖者出现涩小的脉象,症状表现:呼吸气短,自汗,全身关节疼痛,屈伸不利,这都是由于嗜酒过度,复加汗出,感受风邪所致。

诸肢节疼痛,身体魁羸[①]**,脚肿如脱**[②]**,头眩短气,温温**[③]**欲吐,桂枝芍药知母汤主之。**

> **注释**

①魁羸:形容关节肿大。
②脚肿如脱:两脚肿胀,且麻木,似乎要和身体脱离一样。
③温温:作蕴蕴解,心中郁热烦闷不舒。

> **译文**

全身每个关节都疼痛,身体瘦弱,两脚肿胀而又麻木,像是要与肢体完全脱离一样,头晕,呼吸气短,时时想要呕吐,用桂枝芍药知母汤主治。

桂枝芍药知母汤方（风湿历节）

药材组成：桂枝四两，芍药三两，甘草二两，麻黄二两，生姜五两，白术五两，知母四两，防风四两，附子二枚（炮）。

用法用量：上九味，以水七升，煮取二升，温服七合，日三服。

功能主治：调和营卫、温经散寒，祛风除湿、宣痹止痛。主治风湿历节。症见肢节疼痛，身体尪羸，脚肿如脱，游走性多发性关节肿大变梭形，肿处灼热，舌淡、苔白润，脉沉细，或浮紧或数。

方义方析：桂枝、麻黄、防风，散湿于表；芍药、知母、甘草，除热于中；白术、附子，驱湿于下；而用生姜最多，以止呕降逆。

味酸则伤筋，筋伤则缓，名曰泄；咸则伤骨，骨伤则痿，名曰枯。枯泄相搏，名曰断泄。荣气不通，卫不独行，荣卫俱微，三焦无所御①，四属断绝②，身体羸瘦，独足肿大，黄汗出，胫冷。假令发热，便为历节也。

注 释

①御：统驭、统治。
②四属断绝：身体四肢的气血营养得不到供给。

译文

酸味食物容易伤筋，筋受伤则肌肉弛缓，称为泄；咸味食物容易伤骨，骨受伤则痿软无力，称为枯。筋缓与骨痿相合，称为断泄。如果营气不通，则卫气不能运行；如果营卫都虚弱，三焦功能失职，不能输送精气，则四肢失养，身体瘦弱，唯独两脚肿大，出黄汗，小腿发凉，

桂枝原生态

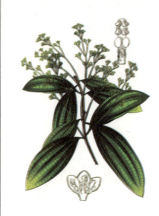

[性味]辛、甘，温。
[主治]风寒表证，肩背肢节酸疼，胸痹痰饮，经闭癥瘕。

＊成品选鉴＊

本品呈长圆柱形，多分枝，表面红棕色至棕色，质硬而脆，易折断。切片断面皮部红棕色，木部黄白色至浅黄棕色，髓部略呈方形。有特异香气，味甜、微辛，皮部味较浓。

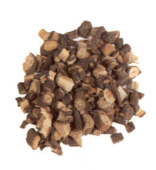

第五章 中风历节病脉证并治

如果兼有发热，则属于疬节病。

病历节，不可屈伸，疼痛，乌头汤主之。

患历节病，出现关节疼痛，不能随意屈伸的，用乌头汤主治。

乌头汤方（寒湿历节）

药材组成： 麻黄三两，芍药三两，黄芪三两，甘草三两（炙），川乌五枚（咬咀，以蜜二升，煎取一升，即出乌头）。

用法用量： 上五味，咬咀四味，以水三升，煮取一升，去渣，内蜜煎中，更煎之，服七合，不知，尽服之。

功能主治： 温经散寒，除湿宣痹。主治寒湿历节。症见关节剧痛，不可屈伸，畏寒喜热，少气乏力，身倦嗜卧，脚气疼痛，舌质淡或胖嫩、嫩红，苔白滑或白腻或苔少津润，脉象沉弦或沉紧或弦迟，或可兼高热。

方义方析： 方中乌头逐寒除湿，通利关节，温达经气，温通血脉；黄芪益气固表，补益营卫；麻黄宣发营卫，通理气机，驱散风寒，通利关节；芍药养血补血，缓急止痛；甘草益气补中；白蜜甘缓，以解乌头之毒。诸药相伍，使寒湿去而阳气宣通，关节疼痛解除而屈伸自如。

矾石汤：治脚气冲心。

矾石汤用于治疗脚气病而见心悸、气喘、呕吐诸症者。

矾石汤方（脚气冲心）

药材组成： 矾石二两。

用法用量： 以浆水一斗五升，煎三五沸，浸脚。

功能主治： 导湿下行，收敛心气。主治脚气冲心。

方义方析： 方中矾石（明矾）解毒杀虫，泻湿止痒，善解湿毒，虫蚀脚肿；浆水煎煮，以增清热解毒利湿止痒。

第六章 血痹虚劳病脉证并治

一、血痹病脉证并治

问曰：血痹病从何得之？师曰：夫尊荣人①，骨弱肌肤盛，重因疲劳汗出，卧不时动摇，加被微风，遂得之。但以脉自微涩，在寸口、关上小紧，宜针引阳气，令脉和，紧去则愈。

注释

①尊荣人：好逸恶劳、养尊处优的人。

译文

问：血痹病是如何患上的？老师答道：平日养尊处优、好逸恶劳的人，虽然肌肉很丰满，但筋骨脆弱，肌表腠理疏松，稍微劳动，就感到疲劳、出汗，睡眠时很难入眠，不时翻动身体，又因遭受风邪侵袭，因此形成血痹病。如果寸口部出现微涩的脉象，关部出现小而紧的脉象，治疗宜用针刺疗法引动阳气，使其气血畅行，脉来平和不紧，血痹病也就自然痊愈了。

血痹阴阳俱微①，寸口关上微，尺中小紧，外证身体不仁②，如风痹状，黄芪桂枝五物汤主之。

注释

①阴阳俱微：共有两层含义，既代表脉象，指寸、关部浮取、沉取脉皆微，也表示病机，指营卫气血俱虚。
②身体不仁：局部肌肉麻木。

译文

患血痹病，导致阴阳气血亏损不足，寸口部与关部出现微脉，尺部出现小紧的脉象。症见身体麻木，如像风痹那样，当用黄芪桂枝五物汤主治。

黄芪桂枝五物汤方(血痹重证)

药材组成: 黄芪三两,芍药三两,桂枝三两,生姜六两,大枣十二枚。

用法用量: 上五味,以水六升,煮取二升,温服七合,日三服。一方有人参。

功能主治: 益气温经,和血通痹。主治血痹。症见四肢麻木不仁或兼有疼痛,每因劳累而加重,身体疲倦,面色不荣,头目昏沉,或汗出,舌淡、苔白润,脉沉弱。

方义方析: 方中黄芪为君,甘温益气,补在表之卫气;桂枝散风寒而温经通痹,与黄芪配伍,益气温阳,和血通经;芍药养血和营而通血痹,与桂枝合用,调营卫而和表里,两药为臣。生姜辛温,疏散风邪,以助桂枝之力;大枣甘温,养血益气,以资黄芪、芍药之功;与生姜为伍,又能和营卫,调诸药,以为佐使。全方共奏益气通阳、和营行滞之效。

二、虚劳病脉证并治

夫男子平人①**,脉大为劳,极虚亦为劳。**

注释

①平人:从外形看来,好像无病,其实是内脏气血已经虚损。

译文

男子虽从外表看无明显病态,但如果其脉浮大无力或极虚的,则属虚劳病。

男子面色薄①**者,主渴及亡血,卒喘悸**②**,脉浮者,里虚也。**

注释

①面色薄:面色淡白而无华。
②卒喘悸:患者稍一动作,突然气喘、心悸。

> **译文**

男子面色苍白，为口渴和失血证；如果稍动就突然出现气喘、心悸，脉象浮大无力，为里虚。

男子脉虚沉弦①，无寒热，短气里急，小便不利，面色白，时目瞑，兼衄，少腹满，此为劳使之然。

> **注释**

①沉弦：沉取带弦而无力的脉象。

> **译文**

男子出现虚弱而沉弦的脉象，虽未出现恶寒发热，但有呼吸急促，少腹拘急，小便不利，面色发白，经常两眼昏花，鼻出血，少腹胀满等症状，这是由于虚劳病所引起的。

劳之为病，其脉浮大，手足烦，春夏剧，秋冬瘥，阴寒①精自出，酸削②不能行。

> **注释**

①阴寒：前阴寒冷。
②酸削：两腿酸痛消瘦。

> **译文**

虚劳病的症状：脉象浮大无力，手足烦热，春夏更为严重，秋冬时减轻，体内虚寒，精关不固而精液自出，两腿酸痛痿弱而不能行走。

男子脉浮弱而涩，为无子①，精气清冷。

> **注释**

①无子：不育症。

> **译文**

如果男子出现浮弱而涩的脉象，表示元气不足，精少清冷。

夫失精家[1]，少腹弦急，阴头寒，目眩，发落，脉极虚芤迟，为清谷、亡血、失精。脉得诸芤动微紧，男子失精，女子梦交[2]，桂枝龙骨牡蛎汤主之。

注释

①失精家：经常梦遗、滑精之人。
②梦交：夜梦性交。

译文

精液不足的患者，通常小腹部拘急，阴茎龟头寒凉，眩晕，头发脱落，脉象虚弱而芤迟，通常兼有下利清谷、亡血、失精的症状；如果出现芤动而微紧的脉象，男子梦遗，女子梦交，可用桂枝加龙骨牡蛎汤主治。

桂枝加龙骨牡蛎汤方（虚劳失精）

药材组成：桂枝三两，芍药三两，生姜三两，甘草二两，大枣十二枚，龙骨三两，牡蛎三两。
用法用量：上七味，以水七升，煮取三升，分温三服。
功能主治：平补阴阳，潜镇固摄。主治虚劳。症见少腹弦急，阴头寒，清谷，心悸，烦躁不安，自汗盗汗，头晕目眩，或脱发，或耳鸣，腰痛，倦怠，男子失精，女子梦交，苔薄润、舌质淡，脉虚或芤或迟而无力。
方义方析：方中桂枝汤调和营卫，加龙骨、牡蛎潜镇摄纳，使阳能固摄，阴能内守，而达阴平阳秘，精不外泄之功。诸药相伍，温上以固下，安神以止遗，治心肾不交之失精证。

男子平人，脉虚弱细微者，善盗汗[1]也。

注释

①盗汗：寐则汗出，醒则自止。

译文

男子看似没有什么明显的病证，但却出现虚弱而细微的脉象，经常在入睡时盗汗。

人年五六十，其病脉大者，痹侠背行①，苦肠鸣，马刀侠瘿②者，皆为劳得之。

> 注释

①痹侠背行：脊柱两旁有麻木感。

②马刀侠瘿：结核生于腋下名马刀，生于颈旁名侠瘿，二者常相联系，或称为瘰疬。

> 译文

人到了五六十岁时，如果出现大而按之无力的脉象，脊背麻木，腹中肠鸣，腋下或颈部生瘿瘤的，大多是由于虚劳所致。

脉沉小迟，名脱气①，其人疾行则喘喝，手足逆寒，腹满，甚则溏泄，食不消化也。

> 注释

①脱气：阳气虚衰。

> 译文

如果出现沉而小迟的脉象，称为脱气。患者快步行走时就会气喘，兼有手足逆冷，腹部胀满，严重时甚至大便稀溏，饮食不能消化。

脉弦而大，弦则为减，大则为芤，减则为寒，芤则为虚，虚寒相搏，此名为革。妇人则半产漏下①，男子则亡血失精。

> 注释

①漏下：非月经期间下血，淋漓不断。

> 译文

如果出现弦而兼大的脉象，弦脉重按时则衰减，大脉中空有如芤脉一般，弦脉主寒证，芤脉主虚证，弦、芤两脉相合，称为革脉。在妇人主患小产或漏下，在男子则主患亡血或遗精。

虚劳里急①，悸，衄，腹中痛，梦失精，四肢酸疼，手足烦热，咽干口燥，小建中汤主之。

> **注释**

①里急：指腹部有挛急感，按之不硬。

> **译文**

患虚劳病，出现小腹拘急，心悸，鼻出血，腹部疼痛，梦遗失精，四肢疼痛，手足心烦热，咽干口燥，用小建中汤主治。

小建中汤方（虚劳腹痛）

药材组成：桂枝三两（去皮），甘草三两（炙），大枣十二枚，芍药六两，生姜三两，胶饴一升。

用法用量：上六味，以水七升，煮取三升，去渣，内胶饴，更上微火消解，温服一升，日三服。

功能主治：温中补虚，和里缓急。主治虚劳腹痛。症见里急，腹中时痛，喜得温按，按之则痛减，舌淡、苔白。

方义方析：本方为桂枝汤倍芍药加饴糖组成。方中重用饴糖温中补虚，和里缓急；桂枝温阳散寒；芍药和营益阴；炙甘草调中益气。诸药合用，共奏温养中气、平补阴阳、调和营卫之功。

虚劳里急，诸不足①**，黄芪建中汤主之。**

> **注释**

①不足：虚证。

> **译文**

患虚劳病，出现少腹拘急，阴阳气血俱不足，用黄芪建中汤主治。

虚劳腰痛，少腹拘急，小便不利①**者，八味肾气丸主之。**

> **注释**

①小便不利：小便失调。

译文

患虚劳病,出现腰痛,少腹拘挛,小便不利的,用八味肾气丸主治。

八味肾气丸方(虚劳腰痛)

药材组成: 干地黄八两,薯蓣四两,山茱萸四两,泽泻三两,牡丹皮三两,茯苓三两,桂枝一两,附子(炮)一两。

用法用量: 上八味末之,炼蜜合丸梧子大,酒下十五丸,加至二十五丸,日再服。

功能主治: 温补肾气。主治虚劳腰痛。症见腰痛腿软,肢体畏寒,少腹拘急,小便不利或频数,舌质淡、胖,尺脉沉细。

方义方析: 桂枝、附子温经暖肾,振奋阳气,"阴得阳升则泉源不竭";茯苓、泽泻引导废液浊水从小便而出;干地黄、薯蓣(山药)、山茱萸、牡丹皮滋养肝肾精血,佐以清泻虚火,补阴之虚以生气,"阳得阴助则生化无穷"。

虚劳诸不足,风气①百疾,薯蓣丸主之。

注释

①风气:泛指外邪。

译文

患虚劳病,出现阴阳气血不足,如因感受风邪而引起各种病症,用薯蓣丸主治。

薯蓣丸方(虚劳风气)

药材组成: 薯蓣三十分,当归十分,桂枝十分,干地黄十分,曲豆十分,黄卷十分,甘草二十八分,芎䓖六分,麦冬六分,芍药六分,白术六分,杏仁六分,人参七分,柴胡五分,桔梗五分,茯苓五分,阿胶七分,干姜三分,白蔹二分,防风六分,大枣百枚为膏。

用法用量: 上二十一味,末之,炼蜜和丸,如弹子大,空腹酒服一丸,一百丸为剂。

功能主治: 补气养血,疏风散邪。主治虚劳风气。症见头晕目眩,纳呆,全身乏力,心悸气短,自汗咳嗽,腰脊强痛,羸瘦,微有寒热,骨节酸痛,肌肤麻木,舌淡、苔薄白。

方义方析： 方中重用薯蓣（山药）健脾益气,化阴助阳；人参大补元气,安神定志；白术健脾益气,燥湿和中；茯苓健脾益气,渗利湿浊；干地黄滋补阴血,兼清虚热；当归养血生新,活血化瘀；白芍补血敛阴,益脾通络；芎䓖（川芎）走上达下,行血理气；阿胶补血化阴；干姜温阳散寒；麦冬滋阴清热；杏仁肃降肺气；桂枝、防风,解肌散邪,调和营卫；白蔹清热解毒；桔梗清宣肺气；豆黄卷清热解表,并利湿邪；柴胡调理气机；曲（神曲）健脾和胃消食；大枣、甘草,补益中气,并调和诸药。

虚劳虚烦不得眠，酸枣仁汤主之。

译文

患虚劳病，出现虚热烦躁，不能入眠的，用酸枣仁汤主治。

酸枣仁汤方（虚劳失眠）

药材组成： 酸枣仁二升,甘草一两,知母二两,茯苓二两,芎䓖二两,生姜二两。

用法用量： 上五味,以水八升,煮酸枣仁,得六升,内诸药,煮取三升,分温三服。

功能主治： 养血安神,清热除烦。主治虚劳失眠。症见虚烦失眠,心悸不安,头目眩晕,咽干口燥,舌红,脉弦细。

方义方析： 方中重用酸枣仁为君,以其甘酸质润,入心、肝之经,养血补肝,宁心安神。茯苓宁心安神；知母苦寒质润,滋阴润燥,清热除烦,共为臣药。与君药相伍,以助安神除

酸枣仁原生态

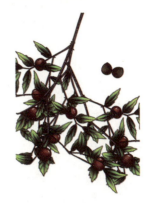

[性味] 甘、酸,平。
[主治] 心腹寒热,邪结气聚,四肢酸疼,湿痹。

第六章 血痹虚劳病脉证并治

★成品选鉴★

本品呈扁圆形或扁椭圆形,表面紫红色或紫褐色,平滑有光泽,有的有裂纹。种皮较脆,胚乳白色,子叶2,浅黄色,富油性。气微,味淡。

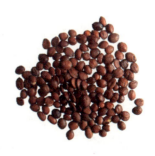

烦之功。佐以芎䓖（川芎），之辛散，调肝血而疏肝气，与大量之酸枣仁相伍，辛散与酸收并用，补血与行血结合，具有养血调肝之妙。甘草和中缓急，调和诸药为使。诸味相合，共奏养血安神，补肝敛阴，清热除烦之功。

五劳虚极羸瘦，腹满不能饮食，食伤、忧伤、饮伤、房事伤、饥伤、劳伤、经络营卫气伤，内有干血①，肌肤甲错②，两目黯黑③。缓中补虚，大黄䗪虫丸主之。

注释

①干血：瘀血。
②肌肤甲错：皮肤粗糙干枯，如鳞甲状。
③两目黯黑：两眼白珠呈青黯色。

译文

由于五劳而导致体弱消瘦，腹胀不能吃东西，其主要原因是由于饮食失节、忧伤过度、饮酒过量、房事、饥饿、过度疲劳等因素，造成经络、营卫气血受到邪气损伤，瘀血停滞，因而出现皮肤粗糙如鱼鳞状，眼圈黯黑等症状。治宜缓中补虚，用大黄䗪虫丸主治。

大黄䗪虫丸方（虚劳干血）

药材组成： 大黄十分（蒸），黄芩二两，甘草三两，桃仁一升，杏仁一升，芍药四两，干地黄十两，干漆一两，虻虫一升，水蛭百枚，蛴螬一升，䗪虫半升。

用法用量： 上十二味，末之，炼蜜和丸，小豆大，酒饮服五丸，日三服。

功能主治： 破瘀消癥。主治虚劳内有干血。症见羸瘦，腹满，饮食减少，或腹痛拒按，皮肤干涩，甚则甲错，面色萎黄，两目黯黑，舌紫或有瘀斑、瘀点，脉沉涩。

方义方析： 大黄逐瘀攻下，凉血清热；䗪虫（土鳖虫）破散癥积瘀血，共为君药。桃仁、干漆、蛴螬、水蛭、虻虫活血通络，攻逐瘀血，共为臣药。黄芩清热，助大黄以除瘀热；杏仁降气，脾气行则血行，并协桃仁以润燥；干地黄、芍药养血滋阴，共为佐药。甘草和中补虚，使祛瘀而不伤气，并调和药性，酒服活血以行其药势，为使药。诸药合用，祛瘀血，清瘀热，滋阴血，润燥结。

第七章

肺痿肺痈咳嗽上气病脉证治

一、肺痿病脉证并治

问曰：热在上焦者，因咳为肺痿。肺痿之病何从得之？师曰：或从汗出，或从呕吐，或从消渴，小便利数，或从便难，又被快药①下利，重亡津液，故得之。

曰：寸口脉数，其人咳，口中反有浊唾涎沫②者何？师曰：为肺痿之病。若口中辟辟燥，咳即胸中隐隐痛，脉反滑数，此为肺痈，咳唾脓血。脉数虚者为肺痿，数实者为肺痈。

数脉

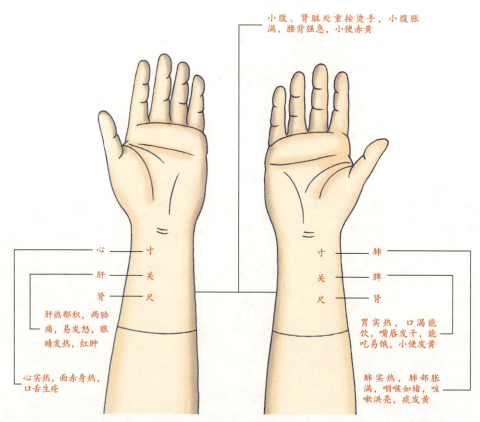

小腹、肾脏处重按烫手，小腹胀满，腰背强急，小便赤黄

肝热郁积，两胁痛，易发怒，眼睛发热，红肿

心实热，面赤身热，口舌生疮

胃实热，口渴能饮，嘴唇发干，能吃易饿，小便发黄

肺实热，肺部胀满，咽喉如堵，咳嗽洪亮，痰发黄

注释

①快药：作用峻猛的攻下药。
②浊唾涎沫：浊唾指稠痰，涎沫指稀痰。

译文

问：当热邪壅积于上焦胸肺时，会引起咳嗽，如果日久不愈则会形成肺痿病，肺痿病是如何患得的呢？老师答道：或是因为发汗过度，或是因为频频呕吐，或是从消渴病传变而来，或是因为大便艰难，服用泻下药导致腹泻太过，这些因素都会导致津液严重耗损，阴虚则生内热，邪热灼伤肺叶，因此形成肺痿病。

问：如果寸口部出现数脉，患者应当干咳无痰。如今患者反而咳吐稠痰或稀痰，这是什么原因呢？老师答道：这是肺痿病。如果口中干燥，咳嗽时兼有胸部隐隐作痛，脉象反而滑数的，这是肺痈病。患肺痈病，则咳嗽时应当吐脓血。总之，脉象数而虚的为肺痿；脉象数而实的为肺痈。

大逆上气，咽喉不利，止逆下气者，麦冬汤主之。

译文

如果因虚火上逆，导致咳嗽气喘，咽喉不利的，用止逆下气的麦冬汤主治。

麦冬汤方（虚热肺痿）

药材组成： 麦冬七升，半夏一升，人参三两，甘草二两，粳米三合，大枣十二枚。

麦冬原生态

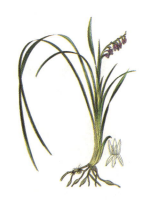

根
[性味]甘，平，无毒。
[主治]心腹结气，伤中伤饱，胃络脉绝，羸瘦短气。

成品选鉴

本品呈纺锤形，两端略尖，表面黄白色或淡黄色，有细纵纹。质柔韧，断面黄白色，半透明，中柱细小。气微香，味甘、微苦。

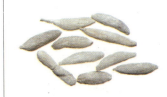

第七章 肺痿肺痈咳嗽上气病脉证治

干姜原生态

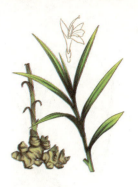

[性味] 辛,热。
[主治] 脘腹冷痛,呕吐泄泻,肢冷脉微,痰饮喘咳。

★ 成品选鉴

呈扁平块状,具指状分枝,表面灰黄色或浅灰棕色,粗糙,具纵皱纹及明显的环节。分枝处常有鳞叶残存,分枝顶端有茎痕或芽。质坚实,断面黄白色或灰白色,粉性或颗粒性,内皮层环纹明显,维管束及黄色油点散在。气香、特异。味辛辣。

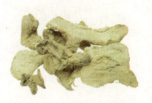

用法用量: 上六味,以水一斗二升,煮取六升,温服一升,日三夜一服。

功能主治: 清养肺胃,降逆下气。主治虚热肺痿。症见咳逆上气,咽喉不利,浊唾涎沫,咳痰不爽,或劳嗽,日久不愈,口干咽燥思凉饮,日晡发热,手足心热,舌红、少苔,脉虚数。

方义方析: 方中重用麦冬滋养肺胃,清降虚火为君;人参益气生津为臣;半夏降逆化痰为佐;甘草、大枣、粳米益胃气,生津液为使。诸药合用,使肺胃气阴得复,则虚火平,逆气降,痰涎清,咽喉利,咳喘自愈。

肺痿吐涎沫而不咳者,其人不渴,必遗尿,小便数,所以然者,以上虚不能制下故也。此为肺中冷,必眩,多涎唾,甘草干姜汤以温之。若服汤已渴者,属消渴。

译文

患肺痿病,只出现吐涎沫但不咳嗽,口又不渴的,必定兼有遗尿、小便频繁的症状。其主要是因为上焦虚寒,不能制约下焦膀胱的缘故。属于肺虚寒证,必定会出现眩晕、多唾涎沫,治用甘草干姜汤温补。如果服药后出现口渴的,属于消渴病。

甘草干姜汤方(虚寒肺痿)

药材组成: 甘草四两(炙),干姜二两(炮)。

用法用量: 上两味,以水三升,煮取一升五合,去渣,分温再服。

功能主治: 温肺复气,温阳散寒。主治虚寒肺痿,症见吐涎沫,眩晕,不咳不渴,手足厥冷,胃脘疼痛，喜温喜按，肠鸣便溏，小便频数或遗尿不禁，舌淡白、苔润，脉浮或沉微或迟。

方义方析：炙甘草甘温，补中益肺气；干姜炮用辛温，温复脾肺之阳而化饮，又不过于辛散。二药辛甘合化，甘草倍于干姜，重在温中焦之阳以暖肺，因肺为气之主，胃为气之本，中阳振，肺可温，寒可消，实乃培土生金之意。

二、肺痈病脉证并治

问曰：病咳逆，脉之①，何以知此为肺痈？当有脓血，吐之则死，其脉何类？师曰：寸口脉微而数，微则为风②，数则为热；微则汗出，数则恶寒。风中于卫，呼气不入；热过于营，吸而不出。风伤皮毛，热伤血脉。风舍于肺，其人则咳，口干喘满，咽燥不渴，时唾浊沫，时时振寒③。热之所过，血为之凝滞，蓄结痈脓，吐如米粥。始萌④可救，脓成则死。

注释

①脉之：诊脉。
②风：感受风邪。
③振寒：寒战。
④始萌：病的开始阶段。

译文

问：患者患咳嗽、气喘上逆，诊脉时如何确定这就是肺痈病呢？如果是肺痈病，病情发展到吐脓血时，患者通常就会死，此时又是怎样的脉象呢？老师说：（肺痈病初期）寸口部出现微数的脉象，微脉表示感受风邪，数脉表示体内有热；因此，出现微脉则容易汗出，出现数脉则容易怕寒。当风邪侵犯人体卫气时，邪气会随着呼气排出体外而不入内；当热邪侵犯营血时，邪气就会随着吸气深入到体内而不易排出；风邪容易损伤皮毛，热邪容易损

葶苈子原生态

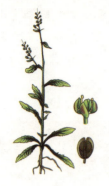

[性味] 甘、微苦，微寒。
[主治] 痰涎壅肺，喘咳痰多，胸胁胀满。

成品选鉴

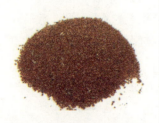

种子扁卵形，表面黄棕色或红棕色，微有光泽，具多数细微颗粒状突起，并可见两条纵列的浅槽，种脐位于凹下处，但不明显。无臭，味微苦辛，黏性较强。

伤血脉；当风邪滞留于肺部时，就会出现咳嗽，口干舌燥，气喘，胸中满闷，咽喉干燥而不渴，多咳吐稠痰或泡沫痰，经常出现寒战。当热邪侵犯营血时，容易引起血液凝滞，以致热邪与血液壅聚形成脓，吐出像米粥一般的脓痰。此病初期脓未成时可救治，脓成后，则比较危险，甚至危及生命。

肺痈，喘不得卧，葶苈大枣泻肺汤主之。

译文

患肺痈病，出现气喘不能平卧的，用葶苈大枣泻肺汤主治。

葶苈大枣泻肺汤方（邪实气闭）

药材组成： 葶苈（熬令黄色，捣丸如弹子大），大枣十二枚。

用法用量： 上先以水三升，煮枣取二升，去枣，内葶苈，煮取一升，顿服。

功能主治： 泻肺去痰，利水平喘。主治脓未成或将成肺痈。症见痰有腥味，胸胁胀满，喘不得卧；支饮，胸腹胀满，咳嗽喘促，苔黄腻、舌质红，脉数实或弦。

方义方析： 方中葶苈子入肺泄气，开结利水，使肺气通利，痰水俱下，则喘可平，肿可退；但又恐其性猛力峻，故佐以大枣之甘温安中而缓和药力，使驱邪而不伤正。二味相伍，以收泻肺行水而正气不伤之功，兼可益脾制水，扶正培本。本方总属泻肺之剂，既适用于肺痈未成或将成，又治支饮之饮实气壅者。

咳而胸满,振寒脉数,咽干不渴,时出[1]浊唾腥臭,久久吐脓如米粥者,为肺痈,桔梗汤主之。

注释

①出:吐出。

译文

咳嗽而胸部胀满,寒战,脉象数,咽喉干燥而不渴,时常吐出黏稠腥臭脓痰,较长时间吐出形如米粥的脓血痰,这就是肺痈,用桔梗汤主治。

桔梗汤方(血腐脓溃)

药材组成: 桔梗一两,甘草二两。

用法用量: 上二味,以水三升,煮取一升,分温再服,则吐脓血也。

功能主治: 宣肺利咽,清热解毒。主治血腐脓溃肺痈。症见咯吐脓血,状如米粥、腥臭,胸痛,气喘身热,烦渴喜饮,舌苔黄腻、质红,脉滑数。

方义方析: 方中桔梗宣发肺气,消痰祛痰,解毒排脓;甘草清热泻火解毒,利咽喉,缓急止痛。二者相伍,养阴利咽,宣肺去腐,故服后促使脓血排出,正如方后注云:"再服,则吐脓血也。"而病向愈。

桔梗原生态

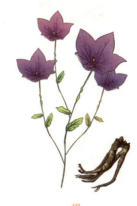

根

[性味]辛,微温,有小毒。
[主治]利五脏肠胃,补血气。

★成品选鉴★

本品呈圆柱形或略呈纺锤形,表面白色或淡黄白色,不去外皮者表面黄棕色至灰棕色。具质脆,断面不平坦,形成层环棕色,皮部类白色,有裂隙,木部淡黄白色。气微,味微甜后苦。

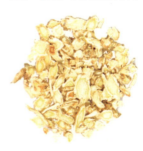

三、咳嗽上气病脉证并治

上气[①]**，面浮肿，肩息**[②]**，其脉浮大，不治。又加利尤甚。**

注释

①上气：既指病机气机上逆，又指症状气急、喘逆。
②肩息：气喘时抬肩呼吸，是呼吸极端困难的表现。

译文

患气喘病，症状表现：面目浮肿，呼吸困难，甚至必须抬肩呼吸，如果出现浮大的脉象，属于不治之症；如果又兼有泄泻不止的，病情则更为危险。

上气喘而躁者，属肺胀[①]**，欲作风水**[②]**，发汗则愈。**

注释

①肺胀：邪气闭雍于肺，肺失宣肃，气机不利而上逆，喘咳满胀。
②风水：病名。以面目浮肿、身重、汗出、恶风、脉浮为主证。

译文

如果出现气上逆而喘息，烦躁不安的，属于肺胀病；如果出现风水浮肿等症状，就应当用发汗法治疗，使病情痊愈。

咳而上气，喉中水鸡[①]**声，射干麻黄汤主之。**

注释

①水鸡：田鸡（青蛙）或秧鸡（鸡），其声喝喝如哮鸣声。

🚩译文

患咳嗽气喘，出现喉中痰鸣如田鸡的叫声的，用射干麻黄汤主治。

射干麻黄汤方（寒饮郁肺）

药材组成：射干十三枚（一法三两），麻黄四两，生姜四两，细辛三两，紫菀三两，款冬花三两，五味子半升，大枣七枚，半夏八枚（大者，洗，一法半升）。

用法用量：上九味，以水一斗二升，先煮麻黄两沸，去上沫，内诸药，煮取三升，分温三服。

功能主治：宣肺散寒，化饮止咳。主治寒饮郁肺气喘。症见咳嗽，哮喘，喉中痰鸣，痰多清稀，舌苔白滑，脉象浮弦或浮紧。

方义方析：方中麻黄宣肺散寒，射干开结消痰，共为君药；生姜散寒行水，半夏降逆化饮，共为臣药；紫菀、款冬花温润除痰，下气止咳，五味子收敛耗散之肺气，均为佐药；大枣益脾养胃，为使药。诸药相配，共奏宣肺散寒、化饮止咳之功。

注意事项：本方为治冷哮之祖方，适用于内饮外寒，肺气上逆之喘咳者。若肺或肾不纳气之喘咳，均非所宜；若痰热蓄肺而致喘咳，亦当忌用。

咳而上气，此为肺胀，其人喘，目如脱状①，脉浮大者，越婢加半夏汤主之。

注释

①目如脱状：两眼胀突，犹如脱出之状。

射干原生态

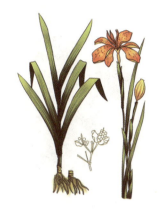

[性味] 苦，寒。
[主治] 咳逆上气，喉痹咽痛，不得消息，散结气，腹中邪逆，食饮大热。

★成品选鉴★

根茎呈不规则的结节状，有分歧，表面黄棕色。常有未去尽的须根或由于须根脱落而形成的圆形小凹眼。质坚硬。断面黄色。气微、味苦。

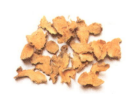

第七章 肺痿肺痈咳嗽上气病脉证治

皂荚原生态

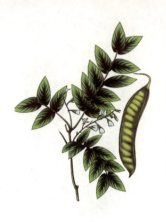

[性味] 辛、咸，温，有小毒。
[主治] 风痹死肌邪气，风头泪出，利九窍，杀精物。

成品选鉴

呈长条形而扁，表面不平，红褐色或紫红色，被灰白色粉霜。质坚硬，摇之有声。气味辛辣，嗅其粉末则打喷嚏。以肥厚、饱满、质坚者为佳。

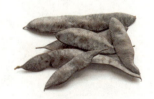

译文

患咳嗽气逆，属于肺胀。肺胀患者出现喘气，两眼突出好像要脱出眼眶一样，并且脉象浮大有力的，用越婢加半夏汤主治。

越婢加半夏汤方（饮热郁肺）

药材组成： 麻黄六两，石膏半斤，生姜三两，大枣十五枚，甘草二两，半夏半升。

用法用量： 上六味，以水六升，先煮麻黄，去上沫，内诸药，煮取三升，分温三服。

功能主治： 宣肺泄热，止咳平喘。主治饮热郁肺咳喘。症见咳嗽喘促，咳唾痰涎，口渴喜饮，胸胁胀满，身形如肿，甚则目如脱状，恶寒无汗，发热或无大热，苔薄黄或黄腻，脉浮大而滑或滑数。

方义方析： 方中麻黄宣肺散寒化饮；石膏清泻郁热；生姜散水化饮；半夏醒脾燥湿，降泄浊逆，降肺而通调水道；甘草、大枣，既补益中气，又充养肺气，更能燮理清热而不寒凝。

注意事项： 虚证喘咳，非本方所宜。

咳逆上气，时时吐浊，但坐不得眠，皂荚丸主之。

译文

出现咳嗽、气喘，时时吐出浓稠痰浊，只能坐而不能睡卧的，用皂荚丸主治。

皂荚丸方（痰浊壅肺）

药材组成： 皂荚八两（刮去皮，用酥炙）。

用法用量： 末之，蜜丸梧子大，以枣膏和汤取三丸，日三夜一服。

功能主治： 祛痰止咳。主治痰浊壅肺，咳逆上气，时时吐浊，但坐不得眠。

方义方析： 方中皂荚辛温，有利于宣壅导滞，祛痰利窍，痰消则咳喘自止。因其药力峻猛，故炼蜜为丸，枣膏调服，以缓和皂荚之峻烈药性，并兼顾脾胃，化痰而伤正。

咳而脉浮者，厚朴麻黄汤主之。脉沉者，泽漆汤主之。

译文

出现咳嗽而脉浮的，用厚朴麻黄汤主治。脉沉的，用泽漆汤主治。

厚朴麻黄汤方（寒饮挟热）

药材组成： 厚朴五两，麻黄四两，石膏如鸡子，大杏仁半升，半夏半升，干姜二两，细辛二两，小麦一升，五味子半升。

用法用量： 上九味，以水一斗二升，先煮小麦熟，去渣，内诸药，煮取三升，温服一升，日三服。

功能主治： 宣肺利气，降逆平喘。主治寒饮挟热咳喘。症见咳嗽喘促，胸满烦躁，咽喉不利，痰多，水鸡声，倚息不得卧，苔白黏腻，脉浮。

方义方析： 方中厚朴下气宽胸，除痰平喘，止咳降逆；麻黄宣发肺气，化饮利气；石膏清泻郁热，制约温热伤阴；杏仁肃降肺气，止咳平喘；半夏燥湿化痰除饮，杜绝痰湿之源；干姜温肺化饮；细辛温肺散寒，通阳化饮；五味子收敛肺气，防止化痰化饮而伤阴津；小麦益

厚朴原生态

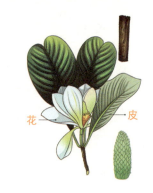

花　　皮

皮

[性味]苦，温，无毒。
[主治]中风伤寒，头痛寒热惊悸。

花

[性味]苦，微温，无毒。
[主治]脾胃湿阻气滞之胸腹胀满疼痛。

＊成品选鉴＊

皮呈卷筒状或双卷筒状，外表面灰棕色或灰褐色，粗糙，内表面紫棕色或深紫褐色，较平滑，具细密纵纹，划之显油痕。质坚硬，不易折断，断面颗粒性，外层灰棕色，内层紫褐色或棕色，有油。有的可见多数小亮星。气香，味辛辣、微苦。

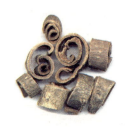

第七章　肺痿肺痈咳嗽上气病脉证治

脾以助肺，益肺以祛邪，并能下气益气而不伤肺气。

泽漆汤方（寒饮挟热）

药材组成：半夏半升，紫参五两（一作紫菀），泽漆三斤（以东流水五斗，煮取一斗五升），生姜五两，白前五两，甘草三两，黄芩三两，人参三两，桂枝各三两。

用法用量：上九味，㕮咀，内泽漆汁中，煮取五升，温服五合，至夜尽。

功能主治：逐水通阳，止咳平喘。主治寒饮挟热咳喘。症见咳逆上气，痰多息短，身重而肿，小便不利，舌体胖大、苔白腻，脉沉。

方义方析：方中泽漆清泻肺热，止咳平喘，荡涤痰饮，散结气，开胸气；黄芩清肺热而降泄；紫参清肺热而解毒，祛湿邪而断热饮；半夏燥湿醒脾，化饮涤痰，降肺止逆；白前肃降肺气而祛痰，降中有升；生姜宣肺降逆止咳；桂枝入肺而化饮，通阳散结；人参补益肺气；甘草益气和中。

肺胀，咳而上气，烦躁而喘，脉浮者，心下有水，小青龙加石膏汤主之。

肺胀患者，出现咳嗽而气逆，烦躁，气喘，脉象浮的，表示心下有水饮，用小青龙加石膏汤主治。

小青龙加石膏汤方

药材组成：麻黄三两，芍药三两，桂枝三两，细辛三两，甘草三两，干姜三两，五味子半升，半夏半升，石膏二两。

用法用量：上九味，以水一升，先煮麻黄去沫，内诸药，煮取三升。强人服一升，羸者减之，日三服，小儿服四合。

功能主治：解表化饮，清热除烦。主治肺胀，心下有水气，咳而上气，烦躁而喘，脉浮者。

方义方析：方中麻黄宣肺化饮，平喘止咳降逆；桂枝通阳化气，化饮降逆；细辛散寒温肺化饮；干姜醒脾温肺化饮；五味子收敛肺气；芍药引阳药入阴而化饮；半夏醒脾燥湿，降肺化饮；石膏既清泻郁热，又防止温燥太过伤阴；甘草入肺而益气祛邪，入脾胃而培土生金。

第八章 奔豚气病脉证治

一、奔豚气病主症、病因

师曰：病有奔豚，有吐脓，有惊怖，有火邪，此四部病，皆从惊发得之。

师曰：奔豚病，从少腹起，上冲咽喉，发作欲死，复还止，皆从惊恐得之。

译文

老师说：奔豚，吐脓，惊怖，火邪，这四种病，都是由于过度惊恐才患得的。

老师说：奔豚气病发病时，患者自觉有气从少腹上冲到咽喉，痛苦至极，之后又如同正常人一样，这种病是由于惊恐等精神刺激所引起的。

二、奔豚气证治

奔豚，气上冲胸，腹痛，往来寒热，奔豚汤主之。

译文

患奔豚病，发病时有气上冲胸部，腹部疼痛，寒热往来，用奔豚汤主治。

奔豚汤方（肝气奔豚）

药材组成：甘草二两，芎䓖二两，当归二两，半夏四两，黄芩二两，生葛五两，芍药二两，生姜四两，甘李根白皮一升。

用法用量：上九味，以水二斗，煮取五升，温服一升，日三夜一服。

功能主治：养血调肝，清热和胃，平冲止痛。主治肝气奔豚。症见有气从少腹上冲心胸，腹痛烦闷，胸膈胀闷，往来寒热，眩晕，失眠，咽干，口苦，呕吐，面赤，舌红、苔白微黄，脉弦数。

方义方析： 方中甘李根白皮清肝热，降逆气，泄奔豚；当归补血活血；芍药养肝血，敛肝气，柔肝缓急；半夏降逆下气，降浊气；生姜降逆宣散，调理气机而和升降；芎䓖（川芎）理血行气；生葛降逆升清；黄芩清热降泄；甘草益气和中。

注意事项： 本方重用甘李根白皮清热降逆，但该药有催吐作用，临证用量不宜过重。

发汗后，烧针令其汗，针处被寒，核起而赤者，心发奔豚，气从少腹上至心，灸其核上各一壮，与桂枝加桂汤主之。

译文

使用汗法以后（病仍不解），又用烧针再发其汗，导致寒邪从烧针处侵入，引起针刺处周围红肿像果核，必然会发奔豚，气从少腹部上冲至心胸部，治疗时在红肿的针刺处灸一壮，再用桂枝加桂汤内服。

桂枝加桂汤方（肾气奔豚）

药材组成： 桂枝五两，芍药三两，甘草二两（炙），生姜三两，大枣十二枚。

用法用量： 上五味，以水七升，微火煮取三升，去渣，温服一升。

功能主治： 温阳祛寒，平冲降逆。主治肾气奔豚。症见气从少腹上冲胸咽，发作欲死，四末欠温，腰膝酸软，恶寒，每遇寒邪与动气诱发，或因发汗过多，或误用温灸而发，舌淡、苔白润，脉浮缓，病久则沉迟。

方义方析： 方中桂枝温心阳而暖于肾，降泄肾中寒气上冲，主泄奔豚气；芍药养肝血，填肾精，平肝气，降逆气；生姜散寒气，温阳气，降浊逆；大枣、甘草，益气和中，调和心肾。

注意事项： 方中桂枝用量必须大于白芍。阴虚气逆者慎用。诸味相协，以奏温阳散寒，降逆平冲，调和营卫之效。

发汗后，脐下悸者，欲作奔豚，茯苓桂枝甘草大枣汤主之。

> 译文

太阳表证，发汗以后，肚脐下出现跳动的感觉，是将要发生奔豚的征兆，用茯苓桂枝甘草大枣汤主治。

茯苓桂枝甘草大枣汤方（欲作奔豚）

药材组成：茯苓半斤，甘草二两（炙），大枣十五枚，桂枝四两。

用法用量：上四味，以甘澜水一斗，先煮茯苓，减二升，内诸药，煮取三升，去渣，温服一升，日三服。甘澜水法：取水二斗，置大盆内，以杓扬之，水上有珠子五六千颗相逐，取用之。

功能主治：通阳降逆，培土制水。主治作奔豚者。症见脐下悸动，欲作奔豚，剑突下及下腹痛，伴恶心和头痛，甚则昏厥伴肢冷倦怠，有恐怖惊吓感，肌肉瞤动，小便不利，或有心悸，舌淡、苔白滑，脉弦或弦滑。

方义方析：此方即苓桂术甘汤去白术加大枣倍茯苓而成。方中重用茯苓利水宁心，以伐肾邪，治水邪上逆；桂枝助心阳，而降冲逆；桂苓尚能交通心肾，以疗脐下悸。炙甘草温中扶虚；大枣健脾益阴津。四味相协，培土制水与利水而不伤津。先煎茯苓者，取其力始胜，对利水之功更为有力。

茯苓原生态

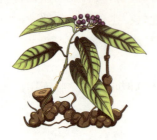

[性味] 甘，平，无毒。
[主治] 胸胁逆气，忧恚惊邪恐悸，心下结痛，寒热烦满咳逆，口焦舌干，利小便。

赤茯苓
[主治] 泻心、小肠、膀胱湿热，利窍行水。

茯苓皮
[主治] 水肿肤胀，开水道，开腠理。

＊成品选鉴＊

茯苓个呈类球形不规则团块，大小不一。外皮薄而粗糙，棕褐色至黑褐色，体重，质坚实，断面颗粒性，有的具裂隙，外层淡棕色，内部白色，少数淡红色，有的中间抱有松根。气微，味淡。嚼之黏牙。

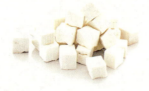

第九章 胸痹心痛短气病脉证治

一、胸痹心痛病因病机

师曰：夫脉当取太过不及①，阳微阴弦②，即胸痹而痛。所以然者，责其极虚③也。今阳虚知在上焦，所以胸痹、心痛者，以其阴弦故也。

注释

①太过不及：脉象改变，盛过于正常的为太过，不足以正常的为不及。太过主邪盛，不及主正虚。

②阳微阴弦：阳微，指寸脉微；阴弦，指尺脉弦。

③极虚：阳气虚疲。

译文

老师说：诊脉时，应当注意脉象的太过与不及。如果寸口部出现微脉，尺部出现弦脉，属于胸痹。心痛的病证，是因为上焦的阳气不足，因此寸口部出现微脉；阴邪壅聚于下，因此尺部的脉象弦，才会出现胸痹心痛的病证。

二、胸痹病证治

胸痹之病，喘息咳唾，胸背痛，短气，寸口脉沉而迟，关上小紧数，瓜蒌薤白白酒汤主之。

译文

患胸痹病，喘息，咳嗽，吐痰涎，胸背部疼痛，气短，寸口部出现沉迟的脉象，关部出现小紧数的脉象，用瓜蒌薤白白酒汤主治。

瓜蒌薤白白酒汤方（主症主方）

药材组成： 瓜蒌实一枚（捣），薤白半斤，白酒七升。

用法用量： 上三味，同煮，取二升，分温再服。

功能主治： 通阳散结，行气化痰。主治胸痹。症见背痛或胸痛彻背，喘息咳唾，短气，舌淡、苔白腻，脉沉弦或紧或数或迟。

方义方析： 方中瓜蒌实化痰通痹，理气宽胸为君；薤白温通胸阳，散结下气为臣；更以白酒辛散上行，既可温煦胸中之阳，且能疏通胸膈之气为佐使。三药相合，使痰浊得化，胸阳得振，气机通畅，则胸痹自除。

胸痹不得卧，心痛彻背者，瓜蒌薤白半夏汤主之。

译文

胸痹病喘息不能平卧，心胸部痛牵引连及背部疼痛的，用瓜蒌薤白半夏汤主治。

瓜蒌薤白半夏汤方（痰饮壅盛）

药材组成： 瓜蒌实一枚（捣），薤白三两，半夏半升，白酒一斗。

用法用量： 上四味，同煮，取四升，温服一升，日三服。

功能主治： 通阳散结，祛痰宽胸。主治痰饮壅盛胸痹。症见胸中痞闷疼痛，心痛彻背，咳嗽痰多，呼吸短促，不能平卧，舌质淡、苔白腻，脉沉滑。

方义方析： 本方即瓜蒌薤白白酒汤加半夏而成。半夏燥湿化痰，降逆散结；配以瓜蒌、薤白豁痰通阳，理气宽胸。用于胸痹痰浊壅盛，

薤白原生态

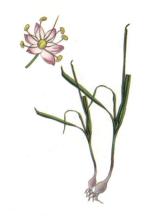

［性味］辛、苦，温。
［主治］胸痹心痛，脘腹痞满胀痛，泻痢后重。

★ 成品选鉴 ★

呈略扁的长卵形，表面淡黄棕色或棕褐色，具浅纵皱纹。质较软，断面可见鳞叶2～3层，嚼之黏牙。

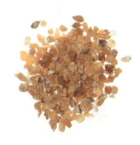

第九章　胸痹心痛短气病脉证治

枳实原生态

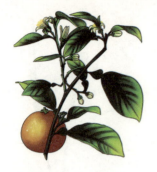

[性味]苦、辛、酸,温。
[主治]大风在皮肤中,如麻豆苦痒,除寒热结,止痢,长肌肉,利五脏。

成品选鉴

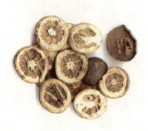

本品呈半球形,外果皮黑绿色或暗棕绿色,具颗粒状突起和皱纹,切面中果皮略隆起,黄白色或黄褐色,瓤囊棕褐色,质坚硬。气清香,味苦、微酸。

病情较重者。

> 胸痹心中痞,留气结在胸,胸满,胁下逆抢心,枳实薤白桂枝汤主之,人参汤亦主之。

译文

患胸痹病,胃脘部位感到痞塞不舒,有饮气留结于胸中,胸部满闷,胁下有一股气上冲心胸,用枳实薤白桂枝汤主治;如果属于虚证,则用人参汤主治。

枳实薤白桂枝汤方(气机郁滞实证)

药材组成: 枳实四枚,厚朴四两,薤白半斤,桂枝一两,瓜蒌一枚(捣)。

用法用量: 上五味,以水五升,先煮枳实、厚朴,取二升,去渣,内诸药,煮数沸,分温三服。

功能主治: 通阳开结,泄满降逆。主治气机郁滞胸痹。症见胸背引痛,心中痞,气从胁下逆冲心胸,气短,苔白腻,脉弦滑,或兼腹胀,大便不畅,或喜热饮。

方义方析: 方中的枳实、厚朴开痞散结,下气除满;桂枝既通阳,又降逆;瓜蒌实苦寒润滑,开胸涤痰;薤白辛温通阳散结气。诸药配伍,使胸阳振,痰浊降,阴寒消,气机畅,则胸痹而气逆上冲诸证可除。

人参汤方(阳虚寒滞证)

药材组成: 人参三两,甘草三两,干姜三两,白术三两。

用法用量: 上四味,以水八升,煮取三升,温服一升，日三服。

功能主治：温中祛寒，益气健脾。主治阳虚寒滞胸痹。症见胸背引痛，心中痞，四肢逆冷，倦怠少气，质淡红、苔白薄，脉虚弱。

方义方析：方中干姜温中祛寒，以治寒气凝结；人参益气健脾，以治脾胃虚弱，与干姜相配，既治寒，又治虚。白术健脾益气，和胃燥湿，与干姜相配，以增强温中燥湿；与人参相配，以增强益气治虚；炙甘草益气缓急，既助干姜温阳，又助人参、白术益气，并调和诸药。诸药相互为用，共奏温中祛寒、益气健脾功效。

胸痹，胸中气塞，短气，茯苓杏仁甘草汤主之，橘枳姜汤亦主之。

译文

患胸痹病，觉胸闷气塞，呼吸气短，用茯苓杏仁甘草汤主治，或是用橘枳姜汤主治。

茯苓杏仁甘草汤方（胸痹轻证）

药材组成：茯苓三两，杏仁五十个，甘草一两。

用法用量：水煎服，以米一斗，煮取五升，温服一升，一日三服。不差，更服。

功能主治：通阳化饮，宣导气机。主治胸痹轻证。症见胸闷，胸中气塞，短气，咳逆唾涎沫，小便不利，舌质淡、苔白腻或白滑，脉沉滑，或兼喘息，胸背痛。

方义方析：方中茯苓利水渗湿，涤胸中饮邪，利胸中气机，益气健脾；杏仁肃降通调，降逆下气；甘草补益心气。诸药合用，使水饮去而肺气利，则胸中短气诸症可除。

杏仁原生态

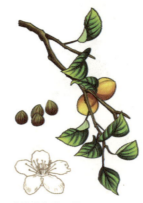

[性味] 苦，微温。
[主治] 咳嗽气喘，胸满痰多，肠燥便秘。

成品选鉴

本品呈扁心形，表面黄棕色至深棕色。一端尖，另端钝圆，肥厚，左右不对称，尖端一侧有短线形种脐，圆端合点处向上具多数深棕色的脉纹。种皮薄，乳白色，富油性。气微，味苦。

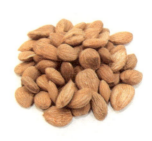

第九章 胸痹心痛短气病脉证治

橘枳姜汤方（胸中气塞短气之证）

药材组成： 橘皮一斤，枳实三两，生姜半斤。

用法用量： 上三味，以水五升，煮取二升，分温再服。

功能主治： 行气开郁。主治胸中气塞短气胸痹。症见胸满，胸中气塞，呼吸短促，胸中有气上冲咽喉，呼吸作响，喉中涩，唾燥沫；气逆心下痞满，甚则呕吐，舌苔白腻，脉沉滑。

方义方析： 方中以橘皮为君，行肺胃之气而宣通气机；臣以枳实，行气除满而利五脏；佐以生姜，散结气而降逆化饮。三者相合，使气行饮除，则胸中气塞诸症自消。

胸痹缓急者，薏苡附子散主之。

译文

胸痹病发作，病情急迫的，用薏苡附子散主治。

薏苡附子散方（胸痹急证）

药材组成： 薏苡仁十五两，大附子十枚（炮）。

用法用量： 上两味，杵为散，服方寸匕，日三服。

功能主治： 温里散寒，除湿宣痹。主治胸痹急证。症见胸痹疼痛，拘急不舒，时缓时急，喜温喜按，口不渴，舌苔白，脉沉紧；寒湿痹证，腰膝重痛，筋脉拘急，屈伸不利，得热则减，遇寒则剧。

方义方析： 方中薏苡仁渗湿宣痹，缓解筋脉拘挛；附子壮阳气，逐阴寒，除冷痰，通经脉。病势急迫，故用散剂，每次虽仅服方寸匕，但功专力厚，以求速效，仍有缓急止痛之功。

薏苡仁原生态

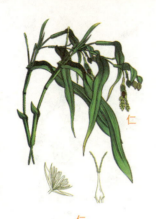

仁

仁

[性味] 甘，微寒，无毒。
[主治] 筋急拘挛，不可屈伸，久风湿痹，下气。

★成品选鉴★

本品呈宽卵形或长椭圆形，表面乳白色，光滑，偶有残存的黄褐色种皮；一端钝圆，另端较宽而微凹；背面圆凸，腹面有一条较宽而深的纵沟。质坚实，断面白色。气微。味微甜。

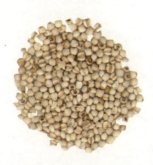

三、心痛病证治

心中痞，诸逆①心悬痛②，桂枝生姜枳实汤主之。

注释

①诸逆：停留于心下的水饮或寒邪向上冲逆。

②心悬痛：心窝部向上牵引疼痛。

译文

如果心窝部痞满，水饮邪气向上冲逆，导致心窝部牵引疼痛，用桂枝生姜枳实汤主治。

桂枝生姜枳实汤方（心悬而痛）

药材组成：桂枝三两，生姜三两，枳实五枚。

用法用量：上三味，以水六升，煮取三升，分温三服。

功能主治：通阳化饮，降逆理气。主治心中痞，诸逆心悬痛。症见心下痞闷而痛，呕逆，苔白，脉弦。

方义方析：方中桂枝温通心阳，宣畅气机，降逆散瘀，调理血脉；生姜宣散降逆，通利血脉，涤饮化痰，散瘀平冲；枳实行气化痰，行血化瘀。三药合用，共奏通阳化饮、降逆理气之功。

生姜原生态

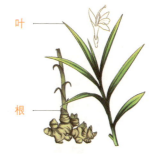

叶
[性味]辛，微温，无毒。
[主治]归五脏，除风邪寒热，伤寒头痛鼻塞。

根
[性味]辛，微温，无毒。
[主治]久服去臭气，通神明。

★ 成品选鉴 ★

呈扁平块状，表面灰黄色或浅灰棕色，粗糙，具纵皱纹及明显的环节，分枝顶端有茎痕或芽。质坚实，断面黄白色或灰白色，气香、特异，味辛辣。

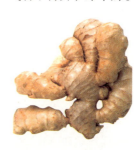

第九章 胸痹心痛短气病脉证治

心痛彻背，背痛彻心，乌头赤石脂丸主之。

译文

如果心窝部疼痛牵引到背部，或从背部牵引到心窝部，用乌头赤石脂丸主治。

乌头赤石脂丸方（阴寒痼结证）

药材组成： 蜀椒一两（一法二分），干姜一两（一法二分），赤石脂一两（一法二分），乌头一分（炮），附子半两（一法二分，炮）。

用法用量： 上五味，研末，蜜丸如梧子大，先食服一丸，日三服。不知，稍加服。

功能主治： 峻逐阴邪，温阳散寒。主治阴寒痼结心痛。症见剧烈的心胸后背相互牵引疼痛，或胃脘疼痛，畏寒喜热，痛无休止，兼见四肢厥冷，冷汗出，气促面白唇青，舌质淡、苔白滑，脉沉伏而紧或微细欲绝等症。

方义方析： 方中乌头散阴寒，逐凝结，通阳气，畅脉络，破寒湿，通心气；附子温达阳气，散寒止痛，和畅经脉；蜀椒温中散寒，除湿化饮，解郁开结，温达阳气；干姜温阳逐寒，温中通脉；赤石脂益心血，敛阴气，防止温热燥化伤阴。

第十章 腹满寒疝宿食病脉证治

一、腹满病脉象及证治

趺阳脉[①]**微弦，法当腹满，不满者必便难，两胠**[②]**疼痛，此虚寒从下上也，当以温药服之。**

注释

①趺阳脉：胃脉，在足背上五寸骨间动脉处，即足阳明胃经的冲阳穴。
②胠：胸胁两旁当臂之处。

译文

如果趺阳部出现微弦的脉象，应当兼有腹部胀满，如果腹部不胀满的，必定会出现大便困难，两侧胠下至腰部疼痛，是由于下焦阳虚，寒气从下上逆的缘故，用温药主治。

腹满时减，复如故，此为寒，当与温药。

译文

如果腹部胀满有时减轻，之后又依然如故，这属于寒证，用温药主治。

其脉数而紧乃弦，状如弓弦，按之不移。脉数弦者，当下其寒；脉紧大而迟者，必心下坚；脉大而紧者，阳中有阴，可下之。

译文

如果出现数而紧的脉象，属于弦脉，好像弓弦般按之挺直不移。出现数而弦的脉象，用泻下法祛除寒邪；出现紧大而迟的脉象，心窝部位必定会出现坚实痞硬；出现大而紧的脉象，表示实邪中夹杂有寒邪，用泻下法。

病者腹满，按之不痛为虚，痛者为实，可下之。舌黄未下者，下之黄自去。

> **译文**
>
> 如果有腹部胀满的症状，按之不痛的为虚证；按之疼痛的为实证，治疗实证应当用泻下法。如果腹满而舌苔黄，没有用泻下法的，泻下后则黄苔可以消退。

病者痿黄①，躁而不渴，胸中寒实而利不止者，死。

> **注释**
>
> ①痿黄："痿"同"萎"，肤色橘黄，暗淡无泽。

> **译文**
>
> 患者面色萎黄，烦躁而口不渴，阴寒壅结于胸中，而又腹泻下利不止的，属于死证。

病腹满，发热十日，脉浮而数，饮食如故，厚朴七物汤主之。

> **译文**
>
> 患腹部胀满，发热已十余日，脉象浮数，饮食正常的，用厚朴七物汤主治。

厚朴七物汤方（里实兼太阳表证）

药材组成：厚朴半斤，甘草三两，大黄三两，大枣十枚，枳实五枚，桂枝二两，生姜五两。

用法用量：上七味，以水一斗，煮取四升，温服八合，日三服。呕者，加半夏五合，下利，去大黄，寒多者，加生姜至半斤。

功能主治：表里双解。主治腹满气胀。症见发热，微恶寒，脘腹胀满或痛，拒按，饮食正常，时有呕逆，无矢气，大便秘结，舌边尖红，苔薄黄，脉浮数。

方义方析：方中厚朴行气消满，导滞下气；大黄泻热通便，通降浊气；桂枝解肌散寒，理脾和胃；枳实泻热消痞，通畅气机；生姜宣理中气，降逆和胃；甘草、大枣，益气和中。诸药相合，既能通腑行气除满，又能解肌调和营卫。

痛而闭者，厚朴三物汤主之。

🚩译文

患腹部疼痛，大便闭结不通，用厚朴三物汤主治。

厚朴三物汤方（里实胀重于积）

药材组成： 厚朴八两，大黄四两，枳实五枚。

用法用量： 上三味，以水一斗二升，先煮厚朴、枳实，取五升，内大黄，煮取三升，温服一升。以利为度。

功能主治： 行气除满，去积通便。主治实热内积腹满。症见腹部胀满疼痛，以胀痛为特点，拒按，恶心呕吐，大便秘结，无矢气，舌红苔黄，脉弦有力等，或兼心烦尿赤。

方义方析： 重用厚朴为主药，行气除满；枳实行气止痛；大黄后下，泻热通便。三药相合，使气滞通畅，实积消除，腑气得以通畅，则诸证自解。

按之心下满痛者，此为实也，当下之，宜大柴胡汤。

🚩译文

如果用手按压心窝部位，感觉胀满疼痛的，属于实证，用攻下法，宜用大柴胡汤主治。

大柴胡汤方（里实疼痛）

药材组成： 柴胡半斤，黄芩三两，芍药三两，

柴胡原生态

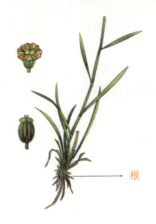

← 根

根

[性味] 苦，平，无毒。
[主治] 心腹、肠胃中结气，饮食积聚，寒热邪气。

★ 成品选鉴 ★

呈圆柱形或长圆锥形，表面黑褐色或浅棕色，具纵皱纹、支根痕及皮孔。质硬而韧，不易折断，断面显纤维性，皮部浅棕色，木部黄白色。气微香，味微苦。

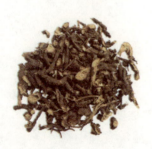

第十章 腹满寒疝宿食病脉证治

半夏半升（洗），枳实四枚（炙），大黄二两，大枣十二枚，生姜五两。

用法用量： 八味，以水一斗二升，煮取六升，去渣，再煎，温服一升，日三服。

功能主治： 和解少阳，内泻热结。主治少阳、阳明合病。症见往来寒热，胸胁苦满，呕吐不止，郁闷烦躁，心下满痛或心下痞坚，大便不下或夹热下利，舌苔黄，脉弦数有力。

方义方析： 方中柴胡、黄芩和解少阳；枳实、大黄内泻热结，芍药助柴胡、黄芩清肝胆之热，合枳实、大黄治腹中实痛；半夏和胃降浊以止呕逆，生姜、大枣既助半夏和胃止呕，又能调营卫而和诸药。诸药合用，共奏和解少阳、内泻结热之功。

腹满不减，减不足言，当须下之，宜大承气汤。

患者腹部胀满没有缓解，即使有时症状减轻却并不明显的，这是里实证，应用攻下之法治疗，大承气汤主治。

大承气汤方（里实积胀俱重）

药材组成： 大黄四两（酒洗），厚朴半斤（去皮，炙），枳实五枚（炙），芒硝三合。

用法用量： 上四味，用水一升，先煮厚朴、枳实，取五升，去渣，内大黄，煮取二升，内芒硝，更上火微一二沸，分温再服，得下，余勿服。

功能主治： 峻下热积。主治里实积胀俱重腹满。症见身热汗出，心下痞塞不通（痞），胸腹胀满（满），大便干燥（燥），腹痛拒按，或热结旁流，下利清水，其气臭秽（实），舌苔黄燥起刺，脉沉实。

方义方析： 方中大黄泄热通便，厚朴行气散满，枳实破气消痞，芒硝润燥软坚。四药配合，具有峻下热积之功。

腹中寒气，雷鸣切痛，胸胁逆满，呕吐，附子粳米汤主之。

腹部受寒邪侵袭，出现肠鸣腹痛，并且逆气上攻，还可引起胸胁胀满，呕吐，用附子粳米汤主治。

附子粳米汤方（寒饮逆满）

药材组成： 附子一枚（炮），半夏半升，甘草一两，大枣十枚，粳米半升。

用法用量： 上五味，以水八升，煮米熟，汤成，去渣，温服一升，日三服。

功能主治： 温中散寒，降逆止痛。主治寒饮逆满腹胀。症见腹满冷痛，痛势较甚，喜温喜按，雷鸣切痛，疼痛部位以上中脘为主，脉细而迟，舌苔白滑。

方义方析： 方中附子温阳散寒，助阳化饮；半夏燥湿化饮，降逆醒脾；粳米补益脾胃；大枣、甘草，益气补中，顾护脾胃。

心胸中大寒痛，呕不能饮食，腹中寒，上冲皮起，出见有头足，[①]**上下痛而不可触近，大建中汤主之。**

> 注释

①上冲皮起，出见有头足：腹中寒气攻冲，腹皮突起如头足状的块状物上下冲动。

> 译文

如果心胸部位寒邪炽盛，引起疼痛、呕吐、不能饮食，腹中寒气又逆冲，导致腹壁隆起像头足一样的肿块，上下牵引疼痛而不可触摸，用大建中汤主治。

大建中汤方（脾胃虚寒）

药材组成： 蜀椒二合（去汗），干姜四两，人参二两。

用法用量： 上三味，以水四升，煮取二升，去渣，内胶饴一升，微火煎取一升半，分温再服；如一炊顷，可饮粥二升，后更服，当一日食糜，温覆之。

功能主治： 温中补虚，降逆止痛。主治脾胃虚寒腹胀。症见脘腹剧痛，寒气上攻，呕逆，腹部时有包块突起，痛时拒按，不能食，舌质淡、苔白滑，脉沉弦或沉紧。

方义方析：方中蜀椒味辛大热，温脾胃，助命火，并能散积杀虫；干姜辛热，温中助阳，散寒降逆；人参补益脾胃，扶助正气；重用饴糖建中缓急，并能缓和椒、姜燥烈之性。诸药合用，共奏温中补虚、降逆止痛之功。

胁下偏痛，发热，其脉紧弦，此寒也，以温药下之，宜大黄附子汤。

译文

如果胁下一侧疼痛，出现发热，脉象紧弦的，是寒邪凝聚腹中，应用温下法治疗，宜大黄附子汤主治。

大黄附子汤方（寒实内结）

药材组成：大黄三两，附子三枚（炮），细辛二两。

用法用量：上三味，以水五升，煮取二升，分温三服；若强人煮取二升半，分温三服。服后如人行四五里，进一服。

功能主治：温中散寒，通便止痛。主治寒实内结腹满。症见胁下偏痛，腹满，大便秘，或伴恶寒，肢冷，舌苔腻或白润，脉沉弦而紧。

方义方析：方中附子、细辛温经散寒，大黄泻下通便。三味合用，共成温经散寒，通便止痛之功。

蜀椒原生态

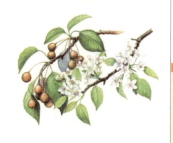

[性味] 辛，温。
[主治] 邪气咳逆，温中，逐骨节皮肤死肌，寒湿痹痛，下气。

第十章 腹满寒疝宿食病脉证治

※ 成品选鉴 ※

菁葖果多单生，外表面紫红色或棕红色，散有多数疣状突起的油点，对光观察半透明；内表面淡黄色。香气浓，味麻辣而持久。

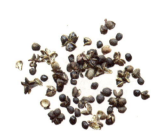

二、寒疝病脉象及证治

寸口脉弦者，即胁下拘急而痛，其人啬啬①恶寒也。

> 注释

①啬啬：瑟缩畏寒的状态。

> 译文

如果寸口部出现弦脉，通常会出现两胁拘急而疼痛，兼有畏寒怕冷的症状。

夫中寒家，喜欠，其人清涕出，发热色和者，善嚏。

> 译文

遭受寒邪侵袭的人，喜欢打呵欠，容易鼻流清涕。如果患者出现发热的症状，但面色正常，则喜欢打喷嚏。

中寒，其人下利，以里虚也，欲嚏不能，此人肚中寒。

> 译文

如果寒邪直中于里，则容易引起腹泻，这是由于脾胃虚寒所致；如果想打喷嚏又打不出，这是由于腹中受寒的缘故。

寒气厥逆，赤丸主之。

> 译文

如果阴寒内盛而四肢厥冷的，用赤丸主治。

赤丸方（寒而厥逆）

药材组成： 茯苓四两，乌头二两（炮），半夏四两（洗），细辛一两。
用法用量： 上四味，研末，内真朱为色，炼蜜丸如麻子大，先食酒饮下三丸，日再，夜一服，不知，稍增之，以知为度。

功能主治：温经散寒，化饮止痛。主治寒饮腹痛，手足厥逆。

方义方析：方中乌头温经散寒，可治沉寒痼冷引起的腹痛；细辛、茯苓、半夏温化寒饮；阴寒内盛，血瘀不行，故用朱砂以通血脉。合用可奏温经散寒，化饮止痛之效。

腹痛，脉弦而紧，弦则卫气不行，即恶寒，紧则不欲食，邪正相搏，即为寒疝。绕脐痛，若发则白汗出，手足厥冷，其脉沉弦者，大乌头煎主之。

患腹部疼痛，出现弦紧的脉象，弦脉为阳虚，卫气不行，所以怕冷；紧脉为寒邪壅滞于胃，因此不想吃东西，寒邪与正气相搏，因此形成寒疝。患寒疝病，出现脐周疼痛，发作时则出冷汗，手足厥冷，脉象沉紧的，用大乌头煎主治。

大乌头煎方（阳虚寒盛）

药材组成：乌头大者五枚（熬，去皮，不咬咀）。

用法用量：上以水三升，煮取一升，去渣，内蜜二升，煎令水气尽，取二升，强人服七合，弱人服五合。不差，明日更服，不可一日再服。

功能主治：破积，散寒，止痛。主治阳虚寒盛寒疝。症见腹部胀满，绕脐疼痛，发作有时，痛有休止，恶寒，不能饮食，剧时出冷汗，手足厥冷，甚或唇青面白，舌淡、苔白滑，脉弦紧或沉紧等。

方义方析：方中乌头大辛大热，善治沉寒痼冷，并能止痛，配以蜂蜜同煎，既可缓和乌头之毒性，又能增强止痛和延长疗效。二药合用，故可用于阳虚积寒在里，寒气搏结不散而致的寒疝腹痛。

注意事项：乌头有毒，必须久煎，并注意用量和服法，以防中毒。如服后出现呼吸、心跳加快，脉有间歇，甚至昏迷等中毒反应，急当抢救。

寒疝腹中痛，逆冷，手足不仁，若身疼痛，灸刺诸药不能治，抵当乌头桂枝汤主之。

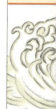

患寒疝病，出现腹部疼痛，四肢发冷，手足麻木，又兼有全身疼痛，如

当归原生态

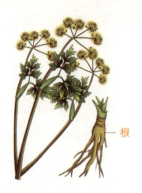

——根

根

[性味] 苦，温，无毒。
[主治] 咳逆上气，温疟寒热。

※ 成品选鉴 ※

　　本品略呈圆柱形，下部有支根3～5条或更多，表面黄棕色至棕褐色，具纵皱纹及横长皮孔样突起。质柔韧，断面黄白色或淡黄棕色，皮部厚，有裂隙及多数棕色点状分泌腔，木部色较淡，形成层环黄棕色。有浓郁的香气，味甘、辛、微苦。

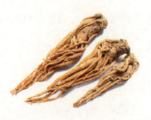

果用艾灸、针刺以及其他方药都不见效的时候，只宜用乌头桂枝汤两解表里寒邪。

乌头桂枝汤方（内外俱寒）

药材组成： 乌头大者五枚（熬，去皮，不咬咀），桂枝三两（去皮），芍药三两，甘草二两（炙），生姜三两，大枣十二枚。

用法用量： 乌头以蜜二斤，煎减半，去渣，以桂枝汤五合解之，得一升后，初服二合；不知，即取三合；又不知，复加至五合。其知者，如醉状，得吐者，为中病。其余五味，剉，以水七升，微火煮取三升，去渣。

功能主治： 散寒止痛，调和营卫。主治表里俱寒，寒疝。症见腹中痛，逆冷，手足不温或麻木，身疼痛，舌淡、苔薄白而润，脉浮弦有紧象。

方义方析： 方中乌头温中逐寒，温达阳气；桂枝散寒通经，解肌散寒，调和营卫；生姜降逆醒脾，和胃散寒；芍药益阴和营；甘草、大枣益气和脾胃；蜜既能解乌头毒性，又能增强乌头温中缓急止痛。

　　寒疝腹中痛，及胁痛里急者，当归生姜羊肉汤主之。

译文

　　患寒疝病，出现腹部疼痛拘急，牵引两胁下疼痛的，用当归生姜羊肉汤主治。

当归生姜羊肉汤方（血虚寒滞）

药材组成： 当归三两，生姜五两，羊肉一斤。
用法用量： 上三味，以水八升，煮取三升，温服七合，日三服。若寒多者，加生姜成一斤；痛多而呕者，加橘皮二两，白术一两。加生姜者，亦加水五升，煮取三升二合，服之。

功能主治： 温中养血，祛寒止痛。主治血虚寒滞寒疝。症见血虚有寒，腹痛，胁痛，喜温喜按，腹中拘急，苔白，脉沉弦而涩。

方义方析： 方中当归补血行血，通达经脉而止痛；生姜温中散寒，调中开胃；羊肉温补气血而散寒，通达经脉而活血。

夫瘦人绕脐痛，必有风冷，谷气不行，而反下之，其气必冲。不冲者，心下则痞。

译文

如果身体瘦弱的人，肚脐周围出现疼痛，必定是因为受了风寒，导致大便不通，如果误用泻下法通大便，则会损伤下焦元气，导致下焦阴寒之气逆上；如果气不逆上的，心窝处必定会出现痞证。

三、宿食病脉象及证治

脉紧如转索①无常者，有宿食也。

注释

①转索：脉象如转动的绳索，时紧时松，疏密不匀。

译文

患者脉紧，就像转动的绳索那样，时紧时松，变幻无常，这是有宿食的缘故。

脉紧，头痛风寒，腹中有宿食不化也。

译文

如果出现紧脉，头痛，好像外感风寒一样，表明是腹中有宿食停滞不化的缘故。

第十章　腹满寒疝宿食病脉证治

问曰：人病有宿食，何以别之？师曰：寸口脉浮而大，按之反涩，尺中亦微而涩，故知有宿食，大承气汤主之。

脉数而滑者，实也，此有宿食，下之愈，宜大承气汤。

下利不饮食者，有宿食也，当下之，宜大承气汤。

译文

问：患者胃肠食物积滞，从脉象上如何分辨？老师答道：患者寸口脉浮取大而有力，重按反见涩象，尺部脉象也是微而涩，由此可知患者宿食不化，用大承气汤（见前痉病中）主治。

患者脉数而滑，是实证的脉象，是由于宿食内停所致，用下法可以治愈，宜用大承气汤。

患者泻痢，又不思饮食，是食浊停滞胃肠的宿食病，用下法，适宜用大承气汤主治。

宿食在上脘，当吐之，宜瓜蒂散。

译文

如果宿食停滞在脘腹部，用催吐法，以瓜蒂散主治。

瓜蒂散方（宿食在上）

药材组成： 瓜蒂一分（熬黄），赤小豆一分（煮）。

用法用量： 上二味，分别捣筛，为散和匀，以香豉七合煮取汁，和散一钱匕，温服之，不吐者，少加之，以快吐为度而止，亡血及虚者不可与之。

功能主治： 涌吐痰食。主治宿食在上。症见宿食在上脘，胸中梗塞胀满，烦懊不安，气上冲咽喉，欲吐不能吐，兼饥不能食，呼吸气急，手足厥冷；或发热恶风自汗出，寸脉微浮，关尺脉沉或乍紧。

方义方析： 方中瓜蒂味苦性升而善吐；赤小豆味苦酸，与瓜蒂配合，有酸苦涌吐之功；香豉轻清宣泄，煎汁送服，以增强涌吐的作用。本方药性较峻，宜从小剂量开始，不吐，逐渐加量，中病即止，不可过剂。

注意事项： 素体血虚及出血患者忌服。

第十一章 五脏风寒积聚病脉证并治

一、五脏病证

肺中风者，口燥而喘，身运①而重，冒②而肿胀。

肺中寒，吐浊涕。

肺死脏③，浮之④虚，按之弱如葱叶，下无根者，死。

注释

①身运：身体运转摇动。

②冒：头目眩晕。

③死脏：脏气将绝而出现的一种真脏脉，出现这样的脉为预后不良之征，因而称为"死脏"。

④浮之：轻按、浮取。

译文

肺脏感受风邪侵袭的患者，会出现口中干燥而气喘，身体不能自主地摇动且沉重，头昏，身体肿胀等症状。

肺脏感受寒邪，就会出现吐黏痰和唾液的症状。

肺脏即将衰竭出现的真脏脉，脉浮虚而无力，重按感到非常软弱，像葱叶那样中空而没有根的，是死证。

肝中风者，头目瞤，两胁痛，行带伛①，令人嗜甘。

肝中寒者，两臂不举，舌本②燥，喜太息③，胸中痛，不得转侧，食则吐而汗出也。

肝死脏，浮之弱，按之如索不来，或曲如蛇行者，死。

肝着，其人常欲蹈其胸上，先未苦时，但欲饮热，旋覆花汤主之。

注释

①伛：行走时常曲背垂肩，腰不能挺直之状。

②舌本：舌体。

③太息：叹长气。

译文

如果肝脏感受风邪，就会出现头部颤动，眼皮跳动，两胁疼痛，走路时多弯腰驼背，喜食甜味的食物。

如果肝脏感受寒邪，就会出现两臂不能抬举，舌体干燥，喜欢叹气，胸中疼痛，身体不能转动，吃了食物就呕吐而且出汗。

肝脏即将衰竭所出现的真脏脉，脉浮而轻取无力，重按时好像绳索般转动而不能重复，或是脉象曲折，像蛇爬行一般的，属于死证。

患肝着病者，经常想要别人能用脚踩踏胸部才能感觉舒服，在没有发病而感到痛苦时，只想喝热汤的，宜用旋覆花汤主治。

旋覆花汤方

药材组成：旋覆花三两，葱十四茎，新绛少许。

用法用量：上三味，以水三升，煮取一升，顿服之。

功能主治：行气活血，通阳散结。主治肝着。症见胸胁痞塞，苦闷不堪，常以手揉按或捶打其胸，甚至想用足踏，胸胁胀痛或刺痛，喜热饮。苔薄白润、舌紫或暗，脉弦；妇女半产漏下，脉弦或芤。

方义方析：方中旋覆花性微温，舒郁宽胸，善通肝络而行气散结、肃肺降逆，助以葱十四茎，芳香宣浊开痹，辛温通阳散结，有通络之功；以少许新绛行血而散瘀，为治肝经血滞之要药。气行血畅，阳通瘀化则肝着可愈。"顿服之"，药力集中，故速效。

注意事项：郁热瘀滞太盛，胸胁灼热，舌红少、苔津亏者，非本方所宜。

旋覆花原生态

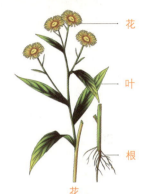

花 / 叶 / 根

花
[性味] 咸，温，有小毒。
[主治] 结气胁下满，惊悸，除水，去五脏间寒热，补中下气。

叶
[主治] 敷金疮，止血。

根
[主治] 风湿。

成品选鉴

本品呈扁球形或类球形，总苞由多数苞片组成。呈覆瓦状排列，苞片披针形或条形，灰黄色；总苞基部有时残留花梗，苞片及花梗表面被白色茸毛，舌状花黄色，多卷曲，常脱落；管状花多数，棕黄色。体轻，易散碎。气微，味微苦。

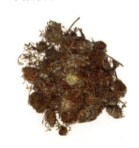

第十一章　五脏风寒积聚病脉证并治

心中风者，翕翕①发热，不能起，心中饥，食即呕吐。

心中寒者，其人苦病心如啖②蒜状，剧者心痛彻背，背痛彻心，譬如蛊注③。其脉浮者，自吐乃愈。

心伤者，其人劳倦，即头面赤而下重④，心中痛而自烦，发热，当脐跳，其脉弦，此为心脏伤所致也。

心死脏，浮之实如麻豆，按之益躁疾者，死。

邪哭⑤使魂魄不安者，血气少也；血气少者属于心，心气虚者，其人则畏，合目欲眠，梦远行而精神离散，魂魄妄行。阴气衰者为癫，阳气衰者为狂。

注释

①翕翕：原为形容鸟羽开合之状，这里形容发热轻微。

②啖：吃。

③蛊注：病症名。发作时心腹烦懊而痛，严重的则流注传染而死。本条"譬如蛊注"，形容痛如虫咬之状。"蛊"是毒虫，"注"是传染。

④下重：身体下部沉重无力，亦可见肛门下坠感或脱肛。

⑤邪哭：一指精神失常、无故悲伤的哭泣，犹如邪鬼作祟，故称邪哭。二指"邪入"，指的是风邪侵入人体。

译文

心脏发生风邪病变的，就会出现轻微发热，不能起床，心窝部感觉有饥饿感，但食入后就呕吐等症状。

心脏受了寒邪的侵袭，患者痛苦，好像吃了大蒜一般心中灼辣苦痛，严重时，心痛牵引到背部，背痛牵引到心胸，好像有虫在啃咬脏器一般。如果出现浮脉，不服药而能呕吐的，病情就会好转。

心脏受到损伤，容易因劳动而疲倦，头面赤红，下肢沉重，心中疼痛，心烦不安，发热。如果脐部出现跳动感，脉弦，这都是因为心脏受伤所致。

心脏即将衰竭而出现真脏脉，脉浮而轻按坚实有力，好像麻豆滚动一般，重按则更加急数，属于死证。

如果出现悲伤哭泣，好像邪鬼作怪一般，心神不能安定的，这是由于气血虚少的缘故。气血虚少是属于心的疾病。如果心气不足，患者会时常有恐惧感，想要闭起眼睛睡觉，梦见自己行走远路，以至精神涣散，心神不安。如果阴气衰弱的，就会出现癫病，阳气衰弱的就会出现狂病。

脾中风者，翕翕发热，形如醉人，腹中烦重，皮目瞤瞤而短气。

脾死脏，浮之大坚，按之如覆杯①洁洁②，状如摇者，死。

趺阳脉浮而涩，浮则胃气强，涩则小便数③，浮涩相搏，大便则坚，其脾为约④，麻子仁丸主之。

注释

①覆杯：倾覆之义，则覆杯为杯之倾倒。
②洁洁：形容里面空无所有。
③数：读"朔"时，作"频繁"解；读"醋"时，作"细密"解。
④脾约：病名。因脾的功能受胃热津伤的约束，既不能为胃行其津液，也不能转输水津上归于肺，由于水津不能四布，胃热盛而脾阴弱而产生大便燥结、小便频数细长的症状。意乃弱者为强者所约束，故称脾约。

译文

脾脏受了风邪侵袭的患者，就会全身轻微发热，好像酒醉一般，腹中烦满而沉重，眼皮跳动而呼吸气短。

脾脏即将衰竭所出现的真脏脉，脉浮而轻按大而坚，重按则如同覆盖的杯子，中空而动摇不定，属于死证。

如果趺阳部出现浮而涩的脉象，浮脉表示胃气强盛，涩脉表示小便频数，浮脉与涩脉相合，则会导致大便坚硬，这是由于脾被胃热约束所形成的脾约证，用麻子仁丸主治。

麻子仁丸方（脾约）

药材组成： 麻子仁二升，芍药半斤，枳实

火麻仁原生态

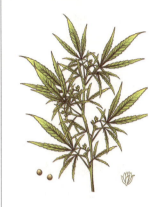

[性味] 甘，平。
[主治] 血虚津亏，肠燥便秘。

★成品选鉴★

本品呈卵圆形，表面灰绿色或灰黄色，有微细的白色或棕色网纹，两边有棱，顶端略尖，基部有1圆形果梗痕。果皮薄而脆，易破碎。种皮绿色，子叶2，乳白色，富油性。气微，味淡。

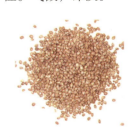

第十一章 五脏风寒积聚病脉证并治

一斤，大黄一斤，厚朴一尺，杏仁一升。

用法用量： 上六味，末之，蜜和为丸，如梧桐子大。每服十丸，日三服，渐加，以知为度。

功能主治： 润肠通便。主治肠胃燥热，津液不足，大便秘结，小便频数。

方义方析： 方中麻子仁润肠通便为君；杏仁降气润肠，芍药养阴和营为臣；枳实、厚朴消痞除满，大黄泻下通便，共为佐使。诸药同用，共奏润肠通便之功。

肾死脏，浮之坚，按之乱如转丸，益下入尺中者，死。

肾著①之病，其人身体重，腰中冷，如坐水中，形如水状，反不渴，小便自利，饮食如故，病属下焦，身劳汗出，衣里冷湿，久久得之，腰以下冷痛，腹重如带五千钱，甘姜苓术汤主之。

> **注 释**

①著：此处音义同"着"（zhuó），即留滞附着。

> **译文**

肾脏即将衰竭所出现的真脏脉，脉浮而轻按坚实，重按则紊乱，形状像弹丸一样转动，在尺部特别明显，属于死证。

患肾着病，出现身体沉重，腰部寒冷，如坐在水中一般，好像是水气病，但口不渴，小便通利，饮食正常，是属于下焦的病。由于身体劳动而出汗，导致衣服冷湿，久而久之便得此病，腰部以下寒冷、疼痛，腹部沉重得像带着五千铜钱一般，这种病应该用甘姜苓术汤主治。

甘草干姜茯苓白术汤方（肾着）

药材组成： 甘草二两，白术二两，干姜四两，茯苓四两。

用法用量： 上四味，以水五升，煮取三升，分温三服，腰中即温。

功能主治： 温行阳气，散寒除湿。主治肾着。症见腰以下冷痛，如坐水中，形如水状，腹重如带五千钱，身体重，或辗转反侧，行动坐立困难。小便自利，口不渴，饮食如故，舌质淡、苔白而润，脉沉细而缓。

方义方析： 方中干姜辛热，温里散寒，为君药；白术、茯苓健脾利水为臣；甘草补气和中，调和诸药为佐使。诸药能使脾肾阳气充足而寒湿得去，则肾着可愈。方后云"分温三服，腰中即温"，说明甘姜苓术汤亦非单理中焦，也顾及下焦，为审因论治之方。

二、积、聚、气的鉴别和积病脉象

问曰：三焦竭部，上焦竭善噫，何谓也？师曰：上焦受中焦气未和，不能消谷，故能噫耳。下焦竭，即遗溺失便，其气不和，不能自禁制，不须治，久则愈。

译文

问：如果三焦的机能衰退，譬如上焦心肺机能衰退时，会出现嗳出胃气的症状，这是什么原因呢？老师答道：由于上焦禀受中焦的胃气，如果胃气不和，不能消化食物，则会出现嗳气；如果下焦机能衰退，就会出现遗尿或大便失禁，这是由于下焦之气不和，不能自我约制的缘故，此病不需要治疗，日久则自然会痊愈。

师曰：热在上焦者，因咳为肺痿；热在中焦者，则为坚；热在下焦者，则尿血，亦令淋秘不通。大肠有寒者，多鹜溏①；有热者，便肠垢②。小肠有寒者，其人下重便血；有热者，必痔。

注释

① 鹜溏：即鸭溏，形容大便水粪杂下。
② 肠垢：带有黏液垢腻的粪便。

译文

老师说：如果热邪壅聚在上焦，就会出现咳嗽而形成肺痿；如果热邪壅聚在中焦，就会导致大便坚硬；如果热邪壅聚在下焦，就会出现尿血，导致小便淋涩疼痛，或是大便秘结不通。如果大肠有寒，则大便稀溏如鸭粪一样；如果大肠有热，则大便解出脓血、黏滞腥臭；如果小肠有寒，则患者肛门重坠而便血；如果小肠有热，则会形成痔疮。

问曰：病有积、有聚、有䅟气①，何谓也？师曰：积者，脏病也，终不移；聚者，腑病也，发作有时，展转痛移，为可治；䅟气者，胁下痛，按之则

愈，复发，为榖气。诸积②大法，脉来细而附骨者，乃积也。寸口积在胸中；微出寸口，积在喉中；关上积在脐旁；上关上③，积在心下；微下关④，积在少腹；尺中，积在气冲⑤。脉出左，积在左；脉出右，积在右；脉两出，积在中央。各以其部处之。

注释

①榖气：停积留滞的饮食之气，以胁下痛和复发为特征。
②诸积：包括《难经·五十六难》所分五积：心积曰伏梁，肝积曰肥气，脾积曰痞气，肺积曰息贲，肾积名曰奔豚。其病多由气、血、食、痰、虫等的积滞所引起。
③上关上：关脉的上部。
④下关：关脉的下部。
⑤气冲：即气街，穴名，在脐下五寸，任脉曲骨穴旁开二寸。此处代表气冲穴所在的部位。

译文

问：病有积、有聚、有气，这是什么意思？老师答道：积属于脏病，病位始终固定不移；聚属于腑病，发作有一定时间，痛处经常游走移动，可以治疗；气病，胁下痛，按之则痛消失，后又复发为气。各种积病诊断的基本方法：如果脉象沉细，好像附着在骨上的，属于积病。如果寸口脉象沉细的，积病在胸中；如果脉象沉细，搏动稍微出于寸口部的，积在喉中；如果关部脉沉细的，积在肚脐周围；如果关部上出现沉细的，积在心下；如果尺部上出现沉细的，积在少腹；如果尺部中出现沉细的，积在气冲。如果左手出现沉细的，积在身体左侧；如果右手出现沉细的，积在身体右侧；如果两手都出现沉细的，积在中央。治疗时，应该根据不同的部位，采用不同治法。

第十二章 痰饮咳嗽病脉证并治

一、饮病的成因、分类、脉症与预后

夫病人饮水多，必暴喘满。凡食少饮多，水停心下，甚者则悸，微者短气。脉双弦①者，寒也，皆大下后善虚；脉偏弦②者，饮也。

注释

①脉双弦：两手寸口脉均弦。
②偏弦：一手寸口脉弦。

译文

患饮证的患者饮水过多，会很快感到气喘胀满。如果吃得少而饮水多，水液停于心下脘腹，严重的会导致水气凌心而心悸，轻微的则会出现呼吸气短。如果此时两手出现弦脉，则属于寒证，主要是因为泻下后导致里虚所致；如果只有一只手出现弦脉，则表示饮邪停聚于身体的某处。

问曰：夫饮有四，何谓也？师曰：有痰饮，有悬饮，有溢饮，有支饮。
问曰：四饮何以为异？师曰：其人素盛今瘦，水走肠间，沥沥有声，谓之痰饮；饮后水流在胁下，咳唾引痛，谓之悬饮；饮水流行，归于四肢，当汗出而不汗出，身体疼重，谓之溢饮；咳逆倚息，短气不得卧，其形如肿，谓之支饮。

译文

问：饮病有四种，是指什么？老师答道：有痰饮，有悬饮，有溢饮，有支饮。
问：四饮以什么作为区别？老师答道：如果患者平素身体肥胖，患病后身体消瘦，水液在肠间流动，出现沥沥的响声，称为痰饮；如果在水饮形成以后，饮邪流注于胁下，出现咳嗽或吐痰时牵引胸胁疼痛的，称为悬饮；如果水饮泛溢到四肢肌肉之间，应当随汗排出，如果不随汗出，反而出现身体疼痛沉重，称为溢饮；如果出现咳嗽气逆而倚床呼吸，气息短促不能平卧，肢体轻度水肿的，称为支饮。

水在心，心下坚筑①，短气，恶水不欲饮。
水在肺，吐涎沫，欲饮水。
水在脾，少气身重。
水在肝，胁下支满②，嚏而痛。
水在肾，心下悸。

注释

①心下坚筑：心下痞坚、满闷不快，筑筑然悸动有力，像捣东西的样子。
②胁下支满：犹如树枝梗于胁肋，支撑胀满。

译文

水饮停滞在心，会出现心下悸动，脘腹部痞满，呼吸气短，讨厌喝水，不想喝水。

水饮停留在肺，会出现吐清稀痰涎，想要喝水的症状。

水饮停滞在脾，会气短乏力，身体沉重。

水饮停滞在肝，则胁下支撑胀满，打喷嚏时容易牵引胸胁而疼痛。

水饮停滞在肾，会出现心下悸动的症状。

夫心下有留饮①，其人背寒冷如手大。
留饮者，胁下痛引缺盆②，咳嗽则辄已。
胸中有留饮，其人短气而渴，四肢历节痛。脉沉者，有留饮。

注释

①留饮：痰饮停留不去。
②缺盆：指锁骨上窝处。

译文

如果水饮留在心下脘腹部，则会出现背部寒冷的症状，寒冷的部位大约有手掌般大小。

如果留饮在胁下，则会出现两胁下疼痛牵引到锁骨上窝处，咳嗽时疼痛加剧的症状。

如果水饮留在胸中，则会出现短气和口渴，四肢关节疼痛。脉沉为留饮。

膈上病痰，满喘咳吐，发则寒热，背痛腰疼，目泣自出，其人振振身𥆧剧，必有伏饮。

> **译文**

如果膈上有痰饮，则会出现胸部胀满、气喘、咳嗽、吐痰涎，病情发作时，会出现恶寒发热，腰背部疼痛，咳喘剧烈时甚至会两眼流泪，身体严重颤抖，不能坐立，这是因为有伏饮的缘故。

肺饮①不弦，但苦喘短气。

> **注释**

①肺饮：水饮犯肺，属支饮之类。

> **译文**

如果肺部有水饮停留而没有出现弦脉，则容易出现喘息，呼吸气短。

支饮亦喘而不能卧，加短气，其脉平也。

> **译文**

如果患支饮，也会出现气喘不能平卧，以及呼吸短促，但脉象平和。

脉弦数，有寒饮，冬夏难治。

> **译文**

脉象弦而数的，表示有寒饮，此病在冬夏季时比较难以主治。

二、痰饮治则

病痰饮者，当以温药和之。

> **译文**

患痰饮病，用温性的药物主治。

三、水饮证治

心下有痰饮，胸胁支满，目眩，苓桂术甘汤主之。

译文

心下有痰饮停留，阻碍气机的升降，导致浊阴不降，气机不利，故出现胸胁支撑胀满，头昏目眩，用苓桂术甘汤主治。

苓桂术甘汤方（饮停心下）

药材组成： 茯苓四两，桂枝三两，白术三两，甘草二两。
用法用量： 上四味，以水六升，煮取三升，分温三服，小便则利。
功能主治： 温化痰饮，健脾利湿。主治中阳不足之痰饮。症见胸胁支满，目眩心悸，短气而咳，舌苔白滑，脉弦滑或沉紧。
方义方析： 方中茯苓健脾渗湿，祛痰化饮为君；白术健脾燥湿，助茯苓运化水湿为臣；桂枝通阳化气为佐，益气和中，调和诸药为使。配合成方，共奏温化痰饮、健脾利湿之功。

夫短气有微饮，当从小便去之，苓桂术甘汤主之，肾气丸亦主之。

译文

如果有轻微的痰饮停滞，出现呼吸短促的，由于痰饮不甚严重，此时既不能发汗散饮，也不可攻下逐饮，用健脾利小便法，使水饮随小便排出，用苓桂术甘汤主治。如果属于肾气不足的，用肾气丸温肾化气利小便。

病者脉伏，其人欲自利，利反快，虽利，心下续坚满，此为留饮欲去故也，甘遂半夏汤主之。

译文

患者出现沉伏的脉象，脉伏，表示痰饮阻遏血脉；患者能自行泻下，泻下后反而觉得舒畅，这是因为痰饮随着大便而去，气机得以舒展的缘故；但即使能泻利，心窝处依然痞坚胀满的，这是表示留饮仍未尽去，用甘遂半夏汤主治。

甘遂半夏汤方（留饮欲去）

药材组成： 甘遂（大者）三枚，半夏十二枚（以水一升，煮取半升，去渣），芍药五枚，甘草（如指大）一枚（炙）。

用法用量： 上四味，以水二升，煮取半升，去渣，以蜜半升，以药汁煎取八合，顿服之。

功能主治： 攻下逐饮。主治留饮脉伏。症见利下胶结不爽，心下坚满，按之似有物，舌质淡、苔滑，脉紧或弦。

方义方析： 方中甘遂降逆，攻逐饮邪，善行肠间之饮邪；半夏醒脾燥湿，化饮降逆，宣畅气机；芍药补血益阴缓急；甘草益气和中；蜜性甘缓，益气和中，缓和甘遂与甘草之相反，并调和诸药。

腹满，口舌干燥，此肠间有水气，己椒苈黄丸主之。

译文

如果水饮停聚于肠间，阻遏肠中气机，则腹满；如果水饮影响津液的敷布，则口舌干燥。本证属于饮结气郁化热，肠腑气机壅滞的实证，用己椒苈大黄丸主治。

己椒苈黄丸方（肠间饮热成实）

药材组成： 防己一两，椒目一两，葶苈一两，（熬），大黄一两。

甘遂原生态

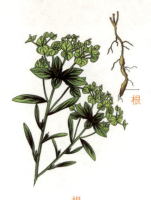

根

[性味] 苦，寒，有毒。
[主治] 大腹疝瘕，腹满。

★ 成品选鉴 ★

本品呈椭圆形、长圆柱形或连珠形，表面类白色或黄白色，凹陷处有棕色外皮残留。质脆，易折断。断面粉性，白色，木部微显放射状纹理；长圆柱状者纤维性较强。气微，味微甘而辣。

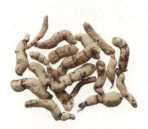

第十二章 痰饮咳嗽病脉证并治

用法用量： 上四味药，为末，蜜丸，如梧桐子大。空腹时服一丸，日三服，渐稍增。口中有津液。渴者，加芒硝半两。

功能主治： 攻逐水饮。主治水饮积聚脘腹，肠间有声。症见腹满，腹痛，渴欲饮水，舌质红、苔黄或厚或燥，脉沉细或弦。

加减化裁： 若口渴因于水气阻结而津不上承者，加芒硝，以软坚散结消水。

方义方析： 方中防己清湿热而利大小便；椒目利水而化饮，消除胀满；葶苈子通调水道，利水消肿，破坚逐饮；大黄泻热通便。以蜜为丸，益中气，缓和药性，导饮而不伤正，并调和诸药。

芫花原生态

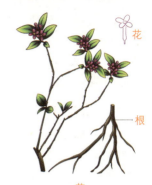

花

[性味] 辛，温，有小毒。
[主治] 咳逆上气，喉鸣喘，咽肿短气。

根

[性味] 辛，温。
[主治] 疥疮。

脉浮而细滑，伤饮。
脉沉而弦者，悬饮内痛。

> **译文**
>
> 脉象浮而细滑的，表示被水饮所伤。
> 脉象沉而弦的，表示水饮停留在胁下，称为悬饮，悬饮会引起胁下疼痛。

病悬饮者，十枣汤主之。

> **译文**
>
> 患悬饮病的，用十枣汤（攻逐水饮）主治。

十枣汤方（悬饮）

药材组成： 芫花（熬）、甘遂、大戟各等分。

用法用量： 上三味，捣筛，以水一升五合，先煮肥大枣十枚，取八合，去渣，内药末。强人服一钱匕，羸人服半钱，平旦温服之；不下者，明日更加半钱。得快下后，糜粥自养。

成品选鉴

单朵呈棒槌状，多弯曲，花被筒表面淡紫色或灰绿色。密被短柔毛，先端4裂，裂片淡紫色或黄棕色。质软。气微，味甘、微辛。

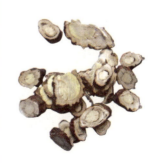

第十二章 痰饮咳嗽病脉证并治

功能主治： 攻逐水饮。主治悬饮。症见咳唾胸胁引痛，心下痞硬，干呕短气，头痛目眩，胸背掣痛不得息，舌苔白滑，脉沉弦；水肿，一身悉肿，尤以身半以下肿甚，腹胀喘满，二便不利。

方义方析： 方中甘遂善行经隧水湿，大戟善泄脏腑水湿，芫花善消胸胁伏饮，三药合用，逐水之力甚强。然三药皆有毒性，故又用大枣益气护胃，缓和诸药之毒，减少药后反应。

注意事项： 方后注特别要求于平旦时服药，这是因为悬饮由饮流胁下所致，病位主要在肝，而平旦乃木旺之时，此时肝病患者精神清爽，病情最轻。此时服药，既能得肝气的相助，有利于驱除饮邪，而病人对药物引起的不良反应耐受力又最强。

病溢饮者，当发其汗，大青龙汤主之，小青龙汤亦主之。

患溢饮病，用发汗法，用大青龙汤主治，也可以用小青龙汤主治。

大青龙汤方（溢饮）

药材组成： 麻黄六两（去节），桂枝二两（去皮），甘草二两（炙），杏仁四十个（去皮尖），生姜三两（切），大枣十二枚，石膏如鸡子大（碎）。

用法用量： 上七味，以水九升，先煮麻黄，减二升，去上沫，内诸药，煮取三升，去渣，温服一升，取微似汗。汗多者，温粉粉之。

功能主治： 发汗解表，清热除烦。主治溢饮。症见恶寒发热，身体疼重，肌肤浮肿，不汗出而烦躁，舌红、苔白润或兼黄，脉浮紧。

方义方析： 本方是以麻黄汤加重麻黄、甘草的用量，再加石膏、生姜、大枣所组成。麻黄汤功能发汗解表，本方加重麻黄则发汗解表之力更强；增加石膏清内热，除烦躁；倍甘草，加姜、枣，是和中气，调营卫，助汗源。诸药合用，共奏发汗解表，清热除烦之功。

注意事项： 服用大青龙汤后，若护理妥当，可使微汗而祛湿邪，否则可使大汗出，可用黄芪粉或牡蛎粉或粳米粉擦拭肌肤以补救之。若汗后伤阳耗阴，则当以方药治之。若一服中病向愈者，不必再服。

小青龙汤方（溢饮）

药材组成： 麻黄三两（去节），芍药三两，五味子半升，干姜三两，甘草三两（炙），细辛三两，桂枝三两（去皮），半夏半升（洗）。

功能主治： 解表蠲饮，止咳平喘。主治溢饮。症见恶寒发热，头身疼痛，无汗，喘咳，痰涎清稀而量多，胸痞，或干呕，或痰饮喘咳，不得平卧，或身体疼重，头面四肢浮肿，舌苔白滑，脉浮。

用法用量： 上八味，以水一斗，先煮麻黄，减二升，去上沫，内诸药，煮取三升，去渣，温服一升。

方义方析： 方中麻黄、桂枝解表发汗，宣肺平喘；干姜、细辛温肺化饮，半夏燥湿化痰；芍药配桂枝调和营卫；五味子敛肺止咳，并防诸药温散太过而耗散肺气；炙甘草缓和药性，益气和中。诸药合用而成解表化饮，止咳平喘之剂。

膈间支饮①，**其人喘满，心下痞坚，面色黧黑**②，**其脉沉紧，得之数十日，医吐下之不愈，木防己汤主之。虚者**③**即愈，实者**④**三日复发。复与不愈者，宜木防己汤去石膏加茯苓芒硝汤主之。**

注释

① 膈间支饮：指饮邪支撑在胸膈之间。
② 黧黑：面色黑而晦暗。
③ 虚者：心下痞坚，病根已去，变得柔软。
④ 实者：心下仍然痞坚，病根未去。

五味子原生态

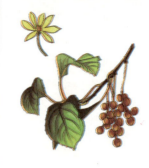

[性味] 酸，温，无毒。
[主治] 益气，咳逆上气，劳伤羸瘦，补不足，强阴，益男子精。

★成品选鉴★

本品呈不规则的球形或扁球形，表面红色、紫红色或暗红色，皱缩，显油润。果肉柔软，种子肾形；表面棕黄色，有光泽，种皮薄而脆。果肉气微，味酸；种子破碎后，有香气，味辛、微苦。

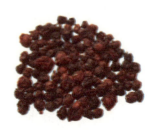

第十二章 痰饮咳嗽病脉证并治

> **译文**
>
> 　　如果支饮停留在膈间,阻遏气机,致使心阳不展,肺气不降,故气喘胸满,心下痞阻坚硬,面色黧黑,脉象沉紧;如果患病已有数十天,医生曾用吐法、攻下法却不能治愈的,必定会损伤正气。正气既虚,则饮邪更难去,此时应当服用木防己汤(补虚通阳,利水散结)治疗;服药后,如果心下痞阻坚硬变软的,表示病情即将痊愈;如果心下仍然坚实痞阻的,通常在三天后会再复发,应当加强消饮散结的药力,故应用木防己汤去石膏加茯苓芒硝汤主治。

木防己汤方(膈间支饮)

药材组成: 木防己三两,石膏十二枚(鸡子大),桂枝二两,人参四两。
用法用量: 上四味,以水六升,煮取二升,分温再服。
功能主治: 行水散结,补虚清热。主治膈间支饮。症见喘满,心下痞坚,面色黑而晦暗,舌青紫或舌质红、苔黄腻,脉沉紧。
方义方析: 木防己味辛温,能散留饮结气,又主肺气喘满;石膏辛甘微寒,主心下逆气,清肺定喘;人参甘美,治喘消膈饮,补心肺不足;桂枝辛热,通血脉,开结气,宣导诸气。诸药共用,饮去热除,气机畅行。

木防己去石膏加茯苓芒硝汤方(膈间支饮)

药材组成: 木防己二两,桂枝二两,人参四两,芒硝三合,茯苓四两。
用法用量: 上五味,以水六升,煮取二升,去渣,内芒硝,再微煎,分温再服,微利则愈。
功能主治: 行水化饮,散结消痞,补虚清热。主治膈间支饮。症见痰饮喘满,心下痞坚,短气咳逆,大便燥结,舌质淡红或苔薄而润,脉沉滑。
方义方析: 方中木防己降泄宣散,清热化饮;桂枝通阳化气;人参益气健脾补中;茯苓渗湿利饮,通利水道;芒硝软坚散结,消散水饮热结。

　　心下有支饮,其人苦冒眩①,泽泻汤主之。

注释

　　①冒眩:神志昏冒,眼前生黑光。

译文

如果支饮停留在心下脘腹部，阻碍气机的升降，致使清阳不能上达头目，故头目昏眩；由于并未出现呼吸喘逆、倚息等症，表示尚属于支饮轻证，用泽泻汤主治。

泽泻汤方（支饮冒眩）

药材组成： 泽泻五两，白术二两。

用法用量： 上二味，以水二升，煮取一升，分温再服。

功能主治： 利水祛饮，健脾制水。主治支饮冒眩。症见眩晕，动则欲呕，苔白滑，脉弦滑。

方义方析： 方中泽泻利水饮而渗湿，泻痰饮而止眩，洁胃腑而止呕，通浊气而和脾；白术健脾而运化水湿以升清，燥湿化饮而降浊，疏理脾胃，升清降浊。

支饮胸满者，厚朴大黄汤主之。

译文

由于支饮不仅导致肺失肃降，还会进而导致胃肠气机不通，成为水饮与邪热互相壅结，肺与胃腑皆病的支饮实证，故出现腹部胀满的，用厚朴大黄汤主治。

厚朴大黄汤方（支饮胸满）

药材组成： 厚朴一尺，大黄六两，枳实四枚。

用法用量： 上三味，以水五升，煮取二升，分温再服。

功能主治： 涤饮荡热，行气开郁。主治支饮胸满者。症见腹满，咳喘，咳吐痰涎，胸部满闷，

泽泻原生态

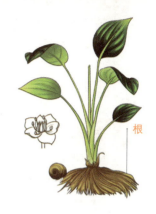

根

[性味] 甘，寒，无毒。
[主治] 风寒湿痹、乳难，养五脏。

成品选鉴

本品呈类球形、椭圆形或卵圆形，表面黄白色或淡黄棕色，有不规则的横向环状浅沟纹及多数细小突起的须根痕，底部有的有瘤状芽痕。质坚实，断面黄白色，粉性，有多数细孔。气微，味微苦。

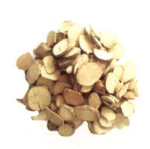

第十二章 痰饮咳嗽病脉证并治

大便秘结，舌质红、苔黄腻，脉弦滑有力。

方义方析： 方中厚朴行气宽胸，降泄浊逆，化饮消痰，通降气机；大黄荡涤肠胃，攻下饮结；枳实理气，除胸脘腹痰癖，逐水饮，破结气。厚朴一尺系汉制，合今制23.1厘米，约30克。

支饮不得息，葶苈大枣泻肺汤主之（方见肺痈篇中）。

译文

患支饮病，由于支饮导致肺气壅滞，不能宣降，故出现喘息、呼吸困难的，用葶苈大枣泻肺汤主治（方见肺痈篇中）。

呕家本渴，渴者为欲解，今反不渴，心下有支饮故也，小半夏汤主之。

译文

经常呕吐的患者，由于津液亏损不足，应该会口渴，口渴是饮邪随呕吐而去、病情将要痊愈的征兆；如今反而口不渴，是心下脘腹有支饮停留的缘故，用小半夏汤主治。

小半夏汤方（支饮呕吐）

药材组成： 半夏一升，生姜半斤。
用法用量： 上二味，以水七升，煮取一升半，分温再服。
功能主治： 蠲饮降逆，和胃止呕。主治支饮呕吐。症见频吐清水涎沫而不渴，并可兼见头眩，眉棱骨疼痛，口淡，不思食，舌质淡，苔白滑，脉缓滑或弦滑。
方义方析： 方中半夏、生姜既能蠲饮散结，开宣上中二焦阳气，又能降逆止呕，安和胃气。原方"用水七升，煮取一升半"，意在久煎浓取，以减轻生半夏的毒性。

假令瘦人[1]脐下有悸[2]，吐涎沫而癫眩[3]，此水也，五苓散主之。

注 释

①假令瘦人：其人素盛今瘦。

②脐下有悸：水气相搏于下，脐下跳动。
③癫眩：癫同颠，指患者眩晕，可令人扑地不识人，所以叫"癫眩"。

译文

如果身体消瘦的人，脐下出现悸动感，口吐涎沫而头晕目眩的，表示水饮停聚中、下二焦，导致清阳不能上达清空，浊阴不能从下窍外出，用五苓散（行气利湿）主治。

五苓散方（膀胱蓄水证）

药材组成：泽泻一两一分，猪苓三分（去皮），茯苓三分，白术三分，桂枝二分（去皮）。

用法用量：上五味，为末，白饮服方寸匕，日三服，多饮暖水，汗出愈。

功能主治：利水渗湿，温阳化气。主治膀胱气化不利之蓄水证。症见脐下动悸，吐涎沫而头目眩晕，舌苔白，脉浮或浮数。

方义方析：方中猪苓、茯苓、泽泻淡渗利湿，白术健脾燥湿，桂枝解表化气。五药相配，使水行气化，表解脾健，则蓄水、痰饮所致诸证自除。

咳逆倚息不得卧，小青龙汤主之（方见上）。

译文

患者咳嗽气逆，倚床呼吸，不能平卧，用小青龙汤主治（方见上）。

青龙汤下已，多唾口燥，寸脉沉，尺脉微，手足厥逆，气从小腹上冲胸咽，手足痹，其面翕热如醉状，因复下流阴股，小便难，时

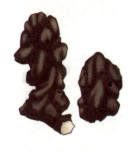

猪苓原生态

[性味] 甘、平，无毒。
[主治] 疟疾，解毒蛊疰不祥，利水道。久服，轻身耐老。

成品选鉴

本品呈条形、类圆形或扁块状，有的有分枝，表面黑色、灰黑色或棕黑色，皱缩或有瘤状突起。体轻，质硬，断面类白色或黄白色，略呈颗粒状。气微，味淡。

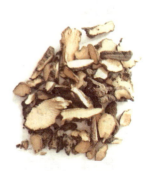

第十二章 痰饮咳嗽病脉证并治

复冒者，与茯苓桂枝五味甘草汤治其气冲。

译文

患者服用小青龙汤之后，吐出很多痰唾，口干燥，寸部脉沉，尺部脉微，手足厥冷，感觉有气从小腹上冲到胸部和咽部，手足麻痹，面部时而微微发热，像酒醉的样子，接着冲气又向下流到两大腿内侧，小便困难，有时又见头目昏冒的，用茯苓桂枝五味甘草汤，治疗患者的冲气。

桂苓五味甘草汤方

药材组成：茯苓四两，桂枝四两（去皮），甘草三两（炙），五味子半升。

用法用量：上四味，以水八升，煮取三升，去渣，分温三服。

功能主治：敛气平冲，通阳蠲饮，降逆缓急。主治服青龙已，冲气不归，而仍上逆。症见咳吐清稀白痰，多唾口燥，手足厥冷，麻木不仁，气从小腹上冲胸咽，面翕热如醉状，小便难，时觉头昏冒。苔白滑、舌质淡，寸脉沉、尺脉微弱。

方义分析：方中桂枝辛温通阳，平冲降逆；茯苓淡渗利水；导饮下行；炙甘草甘温益气，合桂枝则辛甘化阳以平冲气，协茯苓可补土制水；五味子酸温，收敛浮阳以归元。诸药合用，使阳气得助，水饮下走，冲气得平。

冲气即低，而反更咳，胸满者，用桂苓五味甘草汤，去桂加干姜、细辛，以治其咳满。

译文

冲气已平，但反而更加咳嗽、胸满的，用桂苓五味甘草汤去桂枝，加干姜、细辛（苓甘五味姜辛汤），来治疗其咳嗽和胸满。

苓甘五味姜辛汤方（肺寒支饮）

药材组成：茯苓四两，甘草三两，干姜三两，细辛三两，五味子半升。

用法用量：上五味，以水八升，煮取三升，去渣，温服半升，日三服。

功能主治：温肺化饮。主治肺寒支饮。症见胸满咳嗽，遇冷加重，咳吐清稀痰，舌苔白滑、舌质淡，脉沉弦。

方义分析：方以干姜为君，既温肺散寒以化饮，又温运脾阳以化湿。臣以细辛，取其辛散之性，温肺散寒，助干姜温肺散寒化饮之力；复以茯苓健脾渗湿，化饮利水，一以导水饮之邪从小便而去，一以杜绝生饮之源，合干姜温化渗利，健脾助运。为防干姜、细辛耗伤肺气，又佐以五味子敛肺止咳，与干姜、细辛相伍，一温一散一敛，使散不伤正，敛不留邪，且能调节肺司开合之职。使以甘草和中调药。如此配伍，使寒饮得蠲，胸阳舒展，肺气肃降，则咳、满自除。

咳满即止，而更复渴，冲气复发者，以细辛、干姜为热药也。服之当遂渴，而渴反止者，为支饮也。支饮者法当冒，冒者必呕，呕者复内半夏以去其水。

译文

咳嗽与胸满已止，却更加口渴和冲气复发的，这是因为细辛、干姜属热性药物，服了应当口渴。如果反而不渴的，是有支饮的缘故；患支饮病的理应头目昏晕，昏晕的人必定呕吐，呕吐的再加半夏以去水饮。

桂苓五味甘草去桂加姜辛夏汤方（寒饮上逆）

药材组成： 茯苓四两，甘草二两，细辛二两，干姜二两，五味子半升，半夏半升。

用法用量： 上六味，以水八升，煮取三升，去渣，温服半升，日三服。

功能主治： 温阳散寒，降浊化饮，和胃止呕。主治寒饮上逆。症见肺寒支饮，咳嗽痰多，清稀色白，口淡不渴，头晕目眩，胸满呕逆，或面目浮肿；无伤寒表证。舌苔白腻或白滑、舌质淡，脉沉弦滑。

方义方析： 方中干姜温肺化饮；细辛温肺散寒，温阳化饮；半夏降逆化痰，醒脾燥湿；五味子收敛肺气；茯苓渗湿化饮，健脾和胃；甘草益气和中。

水去呕止，其人形肿者，加杏仁主之。其证应内麻黄，以其人遂痹，故不内。若逆而内之者，必厥，所以然者，以其人血虚，麻黄发其阳故也。

译文

服用苓甘五味姜辛半夏汤后，水饮消除，呕吐停止，但患者身体浮肿的，应用前方加杏仁主治；这个证候本来应该加入麻黄，但因为患者手足感到麻痹，故不宜加入；如果违反了禁忌而用麻黄，患者就会手足发凉，这是因为患者血虚，麻黄又能发汗使患者亡阳的缘故。

苓甘五味加姜辛半夏杏仁汤方（水去呕止形肿）

药材组成： 茯苓四两，甘草三两，五味子半升，干姜三两，细辛三两，半夏半升，杏仁半升（去皮尖）。

用法用量： 上七味，以水一斗，煮取三升，去渣，温服半升，日三服。

功能主治： 温肺化饮，降气消肿。主治肺寒支饮，水去呕止，其人形肿。症见痰多清稀极易咳出，胸闷呕逆，心悸头眩，头面虚浮形肿，体质虚弱。舌苔白腻或白滑，脉沉弦滑，尺部无力或浮数乏力。

方义方析： 方中干姜温肺散寒，通阳化饮，温达胸中气机；细辛散寒化饮；半夏燥湿化痰；杏仁肃降肺气以平喘，通调水道以消肿满；五味子收敛肺气，使肺气清肃以内守；茯苓渗湿，以断绝饮生之源；甘草益气健脾，补肺祛痰。

若面热如醉，此为胃热上冲熏其面，加大黄以利之。

面部热得像醉酒的样子，是胃热上冲熏蒸颜面的缘故，应该加大黄泄其胃热。

苓甘五味加姜辛半杏大黄汤方（寒饮内停）

药材组成： 茯苓四两，甘草三两，五味子半升，干姜三两，细辛三两，半夏半升，杏仁半升，大黄三两。

用法用量： 上八味，以水一斗，煮取三升，去渣，温服半升，日三服。

功能主治： 温肺化饮，清泄胃热。主治寒饮内停。症见咳嗽痰多，胸满，呕逆，心悸，头眩，面赤口干，大便干燥，小便微黄，舌苔白腻而中心微黄，脉沉滑。

方义方析： 方中干姜温肺化饮；杏仁降逆止咳；细辛散寒化饮；半夏燥湿化饮；五味子收敛肺气，使肺气宣散而不浮越、肃降而不走泄、以宣发肃降；茯苓渗湿，使水湿从小便而去，健脾益气；大黄清泻胃中邪热，使热从下去；甘草益气而补肺，缓辛热之燥烈，制大黄之峻泻。

注意事项： 阴虚肺热，而胃有寒饮者，不宜本方。

第十三章

消渴小便不利淋病脉证并治

一、消渴病脉证并治

厥阴之为病，消渴，气上冲心，心中疼热，饥而不欲食，食即吐，下之利不止。

> 译文

厥阴病的症状，主要是口渴，饮水不停，气逆向上冲心，心中疼痛灼热，感觉饥饿却又不想进食，食后又吐出。如果误用下法治疗，就会导致腹泻不止。

寸口脉浮而迟，浮即为虚，迟即为劳，虚则卫气不足，劳则荣气竭。趺阳脉浮而数，浮即为气，数即为消谷而大坚，气盛则溲数，溲数即坚，坚数相搏，即为消渴。

> 译文

如果寸口部出现浮迟的脉象，浮脉为虚证，迟脉为虚劳证，虚属于卫气不足，劳则属于营气衰竭。如果趺阳脉出现浮数的脉象，浮脉为胃中邪气充盛，数脉为胃热，胃热则消谷善饥而大便坚硬，胃中邪气充盛，则水湿渗于膀胱而小便频数，小便频数则大便更为坚硬，小便频数与大便坚硬同时出现，就属于消渴病。

渴欲饮水，口干舌燥者，白虎加人参汤主之（方见中暍中）。

> 译文

由于邪热壅滞于内，胃腑实热炽盛，邪热耗伤津液，因而口渴想要喝水，口干舌燥的，用白虎加人参汤主治（方见中暍中）。

男子消渴，小便反多，以饮一斗，小便一斗，肾气丸主之（方见脚气中）。

> 译文

男子患消渴病，由于肾气衰微，不能蒸腾化气以摄水，水尽趋于下，因此小便反而增多，喝水一斗，也小便一斗，用肾气丸主治（方见脚气中）。

脉浮，小便不利，微热，消渴者，宜利小便、发汗，五苓散主之（方见上）。渴欲饮水，水入则吐者，名曰水逆，五苓散主之（方见上）。

译文

出现脉浮，小便不通利，表示膀胱气化功能失司；轻度发热，表示表邪未尽；极度口渴的，表示津液不能正常输布，由于表里同病，故应当用利小便与发汗法，以五苓散主治。

口渴想要喝水，是因膀胱气化失司，导致津液不能上输所致；由于水湿停滞于胃，因而饮入后又吐出的，称为水逆证，用五苓散主治。

渴欲饮水不止者，文蛤散主之。

译文

由于里热未消，口渴而饮水不止的，用文蛤散（清热润下，生津止渴）主治。

文蛤散方

药材组成： 文蛤五两。
用法用量： 上药，杵为散，以沸汤五合，和服方寸匕。
功能主治： 清热燥湿。主治消渴病，渴欲饮水不止。
方义方析： 方中文蛤味苦性寒而燥，寒则清热，苦则燥湿，苦寒相用，以愈湿郁营卫证。

二、小便不利证治

趺阳脉数，胃中有热，即消谷引食，大便必坚，小便即数。

译文

趺阳脉出现数脉，胃中有邪热，则会出现消谷善饥，大便必定坚硬，小便必定次数增多。

瞿麦原生态

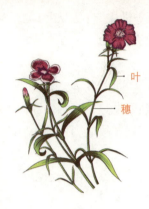

叶
穗

叶
[主治] 痔瘘并泻血。
穗
[性味] 苦，寒，无毒。
[主治] 关格诸癃结，小便不通。

★成品选鉴★

茎圆柱形，上部有分枝，表面淡绿色或黄绿色。叶对生，多皱缩，展平叶片呈条形至条状披针形。枝端具花及果实，花萼筒状，花瓣棕紫色或棕黄色，卷曲，先端深裂成丝状。蒴果长筒形，与宿萼等长。种子细小，多数。气微，味淡。

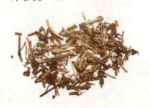

小便不利者，有水气，其人若渴，瓜蒌瞿麦丸主之。

译文

由于肾阳亏虚不足，膀胱气化失司，故小便不通利；由于水饮停滞于内，津液不能上承，上焦反而生燥热，故十分口渴，用瓜蒌瞿麦丸主治。

瓜蒌瞿麦丸方（上燥下寒水停）

药材组成： 瓜蒌根二两，茯苓三两，薯蓣三两，附子一枚（炮），瞿麦一两。

用法用量： 上五味，研末，炼蜜丸，梧桐子大，饮服三丸，日三服；不知，增至七八丸，以小便利，腹中温为知。

功能主治： 温肾利水，生津润燥。主治小便不利。症见口渴剧烈，饮水不止，颇感痛苦，小便不利，少腹冷，或腰以下肿，舌淡红或红、舌体胖、边有齿痕、苔薄白少津或薄黄，脉沉缓。

方义方析： 本方所治小便不利，是因肾阳不足为患。方中附子温肾壮阳，以助膀胱之气化，肾阳充足，膀胱气化有权，小便自然通利；配伍茯苓淡渗利水，薯蓣（山药）润燥止渴，使水湿下行，津液上承；瓜蒌根生津润燥；瞿麦以增强通利水道之功。以蜜为丸，蜜于方中既可缓解附子温燥之性，又可制约利水伤阴之弊，使方药配伍所主病证更加圆满。

小便不利，蒲灰散主之，滑石白鱼散、茯苓戎盐汤并主之。

译文

小便不畅利，可以斟酌病情用蒲灰散主治，或用滑石白鱼散、茯苓戎盐汤主治。

蒲灰散方（热淋）

药材组成：蒲灰七分，滑石三分。

用法用量：上二味，杵为散，钦服方寸匕，日三服。

功能主治：清热利湿。主治热淋。症见小便或短赤，或有尿血，溲时尿道有灼热刺痛，少腹拘急，舌红、苔黄腻。

方义方析：蒲灰（生用）功能凉血、化瘀、消肿，滑石善于利湿清热，合而成方，具有化瘀利窍泄热之功。

滑石白鱼散方（血淋）

药材组成：滑石二分，乱发二分（烧），白鱼二分。

用法用量：上三味，杵为散，饮服方寸匕，日三服。

功能主治：凉血消瘀，清热利湿。主治血淋。症见尿血，小便时尿道灼热作痛，舌红质黯、苔薄黄，脉濡数。

方义方析：方中滑石清膀胱热结，利膀胱湿聚，通利小便，除淋涩痛；乱发活血而化瘀，利窍而祛湿；白鱼（衣帛、书纸、谷物中所生长的蠹虫）利水散瘀，长于利水。三药相伍，可凉血消瘀，清热利湿。

茯苓戎盐汤方（劳淋、膏淋）

药材组成：茯苓半斤，白术二两，戎盐（弹丸大）一枚。

用法用量：上三味，先将茯苓、白术煎成，入戎盐再煎，分温三服。

功能主治：补益脾肾，渗湿利水。主治劳淋、膏淋。症见小便色白质浑浊，伴脘痞腰酸，便溏，舌淡、苔薄白润或边有齿痕，脉沉弱。

方义方析：方中茯苓渗利小便，通窍泄浊淋，祛湿利气机；白术健脾益气燥湿，使水湿得以运化；戎盐（青盐）味咸气寒，入少阴肾以治实热，善利膀胱湿热，通肾窍而主小便不利，泄湿热而止溺血。

脉浮发热，渴欲饮水，小便不利者，猪苓汤主之。

译文

出现浮脉、发热，并不是表邪未解，而是由于里热蒸灼于内所致，故口渴想要喝水；由于水湿与邪热壅结，导致膀胱气化不行，故小便不通利的，用猪苓汤主治。

第十三章 消渴小便不利淋病脉证并治

猪苓汤方（水热互结）

药材组成： 猪苓一两（去皮），茯苓一两，阿胶一两，滑石一两，泽泻一两。

用法用量： 上五味，以水四升，先煮四味，取二升，去渣，内胶烊消，温服七合，日三服。

功能主治： 滋阴清热利水。主治水热互结证。症见小便不利，下利，口渴欲饮，心烦不寐、咳嗽、呕恶，舌红、苔白或微黄，脉细数。

方义方析： 方中以猪苓、茯苓渗湿利水为君；滑石、泽泻通利小便，泄热于下为臣，君臣相配，既能分消水气，又可疏泄热邪，使水热不致互结；更以阿胶滋阴为佐，滋养内亏之阴液。诸药合用，利水而不伤阴，滋阴而不恋邪，使水气去，邪热清，阴液复而诸症自除。

三、淋病主症及治禁

淋之为病，小便如粟状[1]，小腹弦急[2]，痛引脐中。

注释

[1]小便如粟状：小便排出粟状之物。
[2]弦急：拘急紧张。

译文

淋病的症候表现：小便不通畅，排尿频数而量少，且有像小米样的硬物点滴而出，小腹拘急紧张，疼痛牵引到脐中。

淋家不可发汗，发汗则必便血[1]。

注释

[1]便血：尿血。

译文

患淋病，不可妄用发汗法，否则就会出现尿血的症状。

第十四章 水气病脉证并治

一、水气病的分类、成因、脉证

师曰：病有风水，有皮水，有正水，有石水，有黄汗。风水，其脉自浮，外证骨节疼痛，恶风；皮水，其脉亦浮，外证胕肿①，按之没指，不恶风，其腹如鼓，不渴，当发其汗；正水，其脉沉迟，外证自喘；石水，其脉自沉，外证腹满不喘；黄汗，其脉沉迟，身发热，胸满，四肢头面肿，久不愈，必致痈脓。

注释

①胕肿：皮肤浮肿。

译文

老师说：水气病可以分为风水、皮水、正水、石水、黄汗五种。风水病的脉象浮，外证表现为全身骨节疼痛而怕风；皮水病的脉象亦浮，外证表现为身体浮肿，用手按压皮肤凹陷不起，不怕风，腹部胀大如鼓，口不渴，用发汗法治疗；正水的脉象沉迟，外证表现为气喘；石水的脉象沉，外证表现为腹部胀满但不喘；黄汗病的脉象沉迟，身体发热，胸部胀满，四肢皮肤与头面浮肿，如果久病不愈，必定会导致痈脓。

寸口脉沉滑者，中有水气，面目肿大，有热，名曰风水。视人之目窠上微拥①，如蚕新卧起状，其颈脉②动，时时咳，按其手足上，陷而不起者，风水。

注释

①目窠上微拥：两眼睑微肿。
②颈脉：足阳明人迎脉，在结喉两旁。

译文

寸口部出现沉滑的脉象，表示体内有水气，面目浮肿，发热，称为风水；患者的双眼睑出现微肿，像是睡眠后刚醒来一般，颈部的脉管跳动，时常咳嗽，用手按压其手脚的皮肤则凹陷不起，属于风水病。

> 人迎穴是人体的一个重要穴位，古人在诊病时常把切按人迎脉和寸口脉结合起来一起使用，能达到很好的诊断和治疗疾病的效果。

人迎

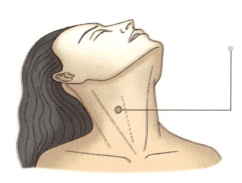

人迎穴

位于颈部，前颈喉结旁1.5寸（手指同身寸）。通过切人迎穴的人迎脉可以诊察三阳经的经气盛衰。取此穴道时要让患者采用正坐或仰靠的姿势。

第十四章 水气病脉证并治

脉浮而洪，浮则为风，洪则为气，风气相搏。风强①则为隐疹②，身体为痒，痒为泄风③，久为痂癞④；气强⑤则为水，难以俯仰。风气相击，身体洪肿，汗出乃愈。恶风则虚，此为风水；不恶风者，小便通利，上焦有寒，其口多涎，此为黄汗。

注 释

①风强：风邪盛。
②隐疹：即瘾疹，因外受风邪而诱发，以皮肤出现小丘疹且瘙痒为主症，类似"风疹"病。
③泄风：因瘾疹身痒，是风邪外泄的现象。
④痂癞：一种顽固性的皮肤病，化脓结痂，有如癞疾。
⑤气强：水气盛。

译文

出现浮洪的脉象，浮是外感风邪，洪是水气涌盛。风邪与水气相聚合，如风邪偏盛，就会出现瘾疹，身体发痒，痒是风邪外透的表现，称为泄风，如果久病不愈，则会形成痂癞；若水气偏盛者，就会形成水气病，症状为身体俯仰困难。风邪与水气相聚合，就会出现全身浮肿，此时可以用发汗法主治。怕风是表阳虚弱的象征，多属风水病；不怕风，小便通利的，表示上焦有寒，口中涎沫多，属于黄汗病。

趺阳脉当伏，今反紧，本自有寒，疝瘕[①]腹中痛，医反下之，下之即胸满短气。趺阳脉当伏，今反数，本自有热，消谷，小便数，今反不利，此欲作水。

注释

①疝瘕：腹痛有块的证候，由寒气引起，故积块或聚或散，没有定处。

译文

趺阳部位的脉象一般是沉伏的，如今反而出现紧脉，这是因为体内有寒邪壅聚的缘故，如寒邪、疝瘕、腹中痛等病，应当用温药治疗。如果医生反用苦寒之药攻下，病人就会发生胸中满闷和呼吸短促的变证。趺阳部位的脉象一般是沉伏的，如今反而出现数脉，这是因为体内有热邪壅聚的缘故，因此食物消化得很快，小便频数；如果小便反而不通利的，表示将要发生水气病。

寸口脉浮而迟，浮脉则热，迟脉则潜[①]，热潜相搏[②]，名曰沉。趺阳脉浮而数，浮脉即热，数脉即止，热止相搏，名曰伏。沉伏相搏，名曰水。沉则脉络虚，伏则小便难，虚难相搏，水走皮肤，即为水矣。

注释

①潜：潜藏，指热邪潜入营血之中。
②搏：相聚合。

译文

如果寸口出现浮迟的脉象，浮脉为邪热，迟脉为潜藏，热与潜相合，称为沉。趺阳部位的脉象浮而兼数，浮脉为邪热，数脉为水谷精微停滞而不能运化，热与壅滞之水谷相合，称为伏；沉与伏相合，称为水；沉表示络脉空虚，伏表示小便困难，络脉空虚与小便困难相合，以致水邪泛溢于肌肤，就会形成水气病。

脉得诸沉，当责有水，身体肿重。水病脉出[①]者，死。

注释

①脉出：脉暴出而无根，上有而下绝无。

译文

出现沉脉的，应当兼有水气，以及身体肿胀而沉重，如果患水病而脉象暴出无根的，属于死证。

问曰：病下利后，渴饮水，小便不利，腹满因肿①者，何也？答曰：此法当病水，若小便自利及汗出者，自当愈。

注释

①因肿：《脉经》作"阴肿"。

译文

问：患腹泻后，出现口渴饮水，小便不通利，腹部胀满而阴部水肿的，这是什么原因呢？老师答道：按道理应当要出现水气病；如果小便通畅，兼有出汗的，则病情会自行痊愈。

心水者，其身重而少气，不得卧，烦而躁，其人阴肿①。肝水者，其腹大，不能自转侧，胁下腹痛，时时津液微生，小便续通②。肺水者，其身肿，小便难，时时鸭溏。脾水者，其腹大，四肢苦重，津液不生，但苦少气，小便难。肾水者，其腹大，脐肿腰痛，不得溺，阴下湿如牛鼻上汗，其足逆冷，面反瘦。

注释

①阴肿：前阴肿胀。
②小便续通：小便断续通畅，即时通时不通。

译文

患心水病，会出现身体沉重，呼吸少气，不能平卧，心烦躁动不安，前阴部肿胀等症状。患肝水病，会出现肚腹肿大，不能自由转动，胁下与腹部疼痛，口中常有少许的津液，小便时通时闭等症状。患肺水病，会出现身体浮肿，小便困难，大便时常溏泻如同鸭粪一般等症状。患脾水病，会出现腹部胀大，四肢沉重，口中没有津液，少气，小便艰难等症状。患肾水病，会出现腹部肿大，肚脐肿胀，腰痛，小便不通畅，阴部潮湿如同牛鼻上的湿汗一般，两脚逆冷，面部反而消瘦等症状。

问曰：病者苦水①，面目身体四肢皆肿，小便不利，脉之②，不言水，反言胸中痛，气上冲咽，状如炙肉③，当微咳喘。审如师言，其脉何类④？师曰：寸口沉而紧，沉为水，紧为寒，沉紧相搏，结在关元⑤，始时当微，年盛⑥不觉。阳衰⑦之后，营卫相干⑧，阳损阴盛，结寒微动，肾气⑨上冲，喉咽塞噎⑩，胁下急痛。医以为留饮而大下之，气击⑪不去，其病不除。后重吐之，胃家虚烦，咽燥欲饮水，小便不利，水谷不化，面目手足浮肿。又以葶苈丸下水，当时如小差，食饮过度，肿复如前，胸胁苦痛，象若奔豚，其水扬溢，则浮咳喘逆⑫。当先攻击冲气令止，乃治咳，咳止，其喘自差。先治新病⑬，病当在后。

注释

①苦水：患水气病，或为水气病所苦。

②脉之：脉，即诊断之意；之，患者。

③状如炙肉：冲气发作时的症状，患者自觉咽中像有烤肉块阻塞一样，吞之不下，吐之不出。

④其脉何类：患者的上述证候，应当如何来分析呢？即上述证候产生的机制何在？

⑤关元：任脉俞穴之一，在脐下三寸处。

⑥年盛：壮年之时。

⑦阳衰：即阳气衰减之时，一般指女子五七（三十五岁）、男子六八（四十八岁）以后，其时阳明脉始衰。

⑧营卫相干：营卫之气不相和谐。

⑨肾气：下焦阴寒水饮之气。

⑩喉咽塞噎：咽喉阻塞不畅，甚至影响呼吸和饮食。

⑪气击：气上冲击于咽喉、胸胁，即冲气发作时的证候表现。

⑫浮咳喘逆：浮肿、咳嗽、喘促、冲气上逆四个症状。

⑬病：指水气病。前句新病指冲气、咳喘病。

译文

问：患水气病的患者，面目与身体四肢都浮肿，小便不通畅，诊脉时认为此证并不是水气病，患者反而提到胸中疼痛，气逆上冲到咽部，咽中好像有块肉梗塞一般，还会轻微咳嗽气喘。如果根据老师的看法，此证的脉象应当如何？老师答道：如果寸口部出现沉紧的脉象，脉沉为有水，脉紧为有寒，沉紧相合，寒水交结，积聚于下焦关元，由于初病时比较轻微，年轻气盛时，并不会感觉异样；等到年老体弱时，由于营卫不调，阳虚而阴盛，导致阴寒内盛，下焦的寒水随着肾气上冲，以致引起咽喉部梗塞，胁下拘急疼痛。医生误认为是留饮，使用大量泻下药来攻下，但气逆依旧不降，寒水依旧不去，医生又再用吐法，损伤胃气，导致胃气亏虚而烦闷，咽喉干燥想喝水，小便不通利，饮食不消化，水谷精微不能运化，因此面目与手脚浮肿。医生又用葶苈丸泄水，起初水肿虽然可以稍微消退，但如果稍有不慎，食饮过度，浮肿又恢复与以前一样，兼有胸胁部苦于疼痛，症状如同奔豚病发作一般，水气随着逆气上迫于肺，则出现咳嗽、气喘。治疗时，应当先降其冲逆之气，等待冲气平息后，再治咳嗽，咳嗽停止，则喘息自然痊愈。必须先治冲气、咳嗽、气喘等新病，然后再治水气病这一旧病。

寸口脉弦而紧，弦则卫气不行，即恶寒，水不沾流①，走于肠间。少阴脉紧而沉，紧则为痛，沉则为水，小便即难。

注释

①水不沾流：水不随气运行。

译文

患者寸口部的脉象弦而兼紧，弦脉为卫气运行不畅，因此怕冷，水液不能正常运行，而下注于肠间。

如果少阴部出现紧沉的脉象，紧脉主痛证，沉脉有水气。寒自内生，气化失职，所以导致小便困难，也能形成水气病。

师曰：寸口脉沉而迟，沉则为水，迟则为寒，寒水相搏。趺阳脉伏，水谷不化，脾气衰则鹜溏，胃气衰则身肿。少阳脉卑，少阴脉细，男子则小便不利，妇人则经水不通。经为血，血不利则为水，名曰血分。

译文

老师说：寸口部出现沉迟的脉象，沉脉为有水，迟脉为有寒，寒与水相互搏结为害；如果趺阳部出现伏脉，表示饮食不能消化，脾气虚衰则出现大

第十四章 水气病脉证并治

便溏泻，胃气虚衰则出现身体浮肿；如果少阳脉出现沉而弱的脉象，少阴脉细而小，则表示肾气不足。这样的脉象如见于男子，就会出现小便不通利，在妇人就会出现经水不通。因为月经来源于血，经水不通则表示血行不利，血不利则化而为水，亦可形成水气病，但这叫作血分水气病。

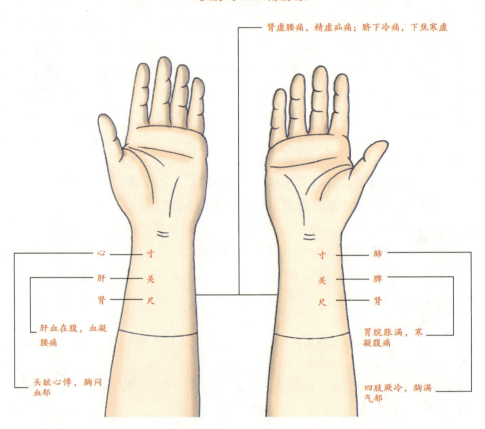

伏脉寸口三部脉象

问曰：病有血分水分，何也？师曰：经水前断，后病水，名曰血分，此病难治；先病水，后经水断，名曰水分，此病易治。何以故？去水，其经自下。

译文

问：妇女患有水肿病，有血分、水分之不同，这是什么原因？老师答道：如果月经先断绝，然后才患水肿病，这是由于瘀血阻滞水道所致，称为血分，这种病很难治疗；如果患水肿病，然后才月经断绝，这是由于水液阻滞血道所致，称为水分，这种病容易治愈。为什么呢？只要先消退水肿，则月经自然通畅。

师曰：寸口脉迟而涩，迟则为寒，涩为血不足。趺阳脉微而迟，微则为气，迟则为寒。寒气不足，则手足逆冷；手足逆冷，则荣卫不利；荣卫不利，则腹满肠鸣相逐，气转膀胱，荣卫俱劳。阳气不通即身冷，阴气不通即骨疼；阳前通①则恶寒，阴前通则痹不仁；阴阳相得，其气乃行，大气②一转，其气乃散；实则失气，虚则遗尿，名曰气分。

注释

①前通：前，《说文解字》云："前，齐断也。古假借作剪。"前通，即断绝流通之意。

②大气：宗气。

译文

老师说：如果寸口部出现迟涩的脉象，脉迟为有寒，脉涩为血虚。趺阳部出现微迟的脉象，脉微为脾阳不足，脉迟为寒气内盛。寒盛阳虚，不能温暖四肢，因此手足逆冷；手足逆冷表示营卫运行不利，营卫运行不利，就会出现腹部胀满、肠鸣；寒邪传入于膀胱，导致营卫虚弱；阳气不通，不能温暖肌肤则身冷，阴气不通则骨节疼痛；阳气先通而阴气不随着运行，就怕冷；阴气先通而阳气不随着运行，不能濡养肌肉，就会麻木；阴气和阳气相互调和，气机才能正常运行，胸中宗气流转，寒气就能消散；实证的邪气，就会从后阴由屁气排出，虚证的邪气，就会从前阴由小便排出，称为气分病。

二、水气病法治

太阳病，脉浮而紧，法当骨节疼痛，反不疼，身体反重而酸，其人不渴，汗出即愈，此为风水。恶寒者，此为极虚，发汗得之。渴而不恶寒者，此为皮水。身肿而冷，状如周痹①，胸中窒，不能食，反聚痛，暮躁不得眠，此为黄汗，痛在骨节。咳而喘，不渴者，此为脾胀，其状如肿，发汗即愈。

然诸病此者，渴而下利，小便数者，皆不可发汗。

> 注 释

①周痹：病名，痹证的一种，病在血脉之中，其症状表现为疼痛偏于一侧，能够上下游走，而左右则不移动。

> 译 文

患太阳病，出现浮紧的脉象，理应兼有骨节疼痛，如今非但不痛，身体反而沉重且酸，口不渴，如果出汗后则病可以好转，这属于风水病。如果出现怕冷的症状，是因为身体极度虚弱时，又因误汗损伤卫阳的缘故。口渴而不怕冷的，属于皮水病。全身浮肿而又怕冷的，症状类似于周痹病，症状表现为胸中憋闷，不能进食，骨节疼痛，傍晚时烦躁不安，不能入眠，属于黄汗病。咳嗽而又气喘，口不渴的，属于脾胀病，症状类似于水肿病，用发汗法治疗则可以痊愈。但治疗这些患水气病的人，不论是口渴而腹泻，或是小便次数较多的，都不可以用发汗法主治。

师曰：诸有水者，腰以下肿，当利小便；腰以上肿，当发汗乃愈。

> 译 文

老师说：治疗水肿病，对于腰部以下浮肿的，用利小便法治疗；对于腰部以上浮肿的，用发汗法治疗，病就会好。

夫水病人，目下有卧蚕，面目鲜泽[①]**，脉伏，其人消渴。病水腹大，小便不利，其脉沉绝者，有水，可下之。**

> 注 释

①鲜泽：肤色光亮。

> 译 文

患水气病，眼胞出现浮肿，好像眼睛下面有蚕卧一样，脸面与双眼光亮润泽，脉象沉伏，其人口渴而饮水多。如果腹部肿大，小便不通利，脉象沉绝的，表示内里有水气停聚，可用攻下法治疗。

三、风水病证治

风水，脉浮身重，汗出恶风者，防己黄芪汤主之（方见痉湿暍病脉证）。腹痛加芍药。

译文

患风水病，由于水湿在表，故脉浮；由于水湿溢于肌肤，故身体沉重；由于气虚不能固表，故汗出怕风，用防己黄芪汤主治。如果患者腹痛的，用本方加芍药治疗。

风水恶风，一身悉肿①，脉浮不渴，续自汗出，无大热，越婢汤主之。

注释

①一身悉肿：全身浮肿。

译文

患风水病，由于风邪侵犯肌表，肺气不宣，故怕风、脉象浮；肺之通调水道功能失司，津液停聚泛溢于肌表，故全身浮肿；风邪在表，里无大热，故口不渴、全身没有大热；风为阳邪，风水搏结于表，郁而化热，故不断地自汗而出，没有高热征象的用越婢汤主治。

越婢汤方（风水挟热）

药材组成： 麻黄六两，石膏半斤，生姜三两，大枣十五枚，甘草二两。

用法用量： 上五味，以水六升，先煮麻黄，去上沫，内诸药，煮取三升，分温三服。恶风者加炮附子一枚。风水加术四两（《古今录验》）。

功能主治： 宣肺泄热，散水消肿。主治风水恶风。症见全身浮肿，断续汗出，口不渴，烦躁，舌红，苔薄白或薄黄，脉浮有力。

方义分析： 方中麻黄、生姜宣肺气，散水湿；石膏清泄肺中之热；甘草、大枣和中养脾。诸药合用，共奏宣肺泄热，散水消肿之功。方后云，恶风者，为汗出多伤及卫阳，卫阳不固，加附子以固护卫阳。若水湿太盛，加用白术以健脾除湿，同时麻黄伍白术，并能行表里之湿而不致发散太过。

里水者，一身面目黄肿[①]，其脉沉，小便不利，故令病水。假如小便自利，此亡津液，故令渴也。越婢加术汤主之。

注释

①黄肿：水在皮内，色黄肿胀，此与皮水不同。

译文

患皮水病，面目与全身都色黄浮肿，脉象沉，小便不通利，导致水湿滞留因而形成水气病。如果小便通利，则是因水去而津液受损，因此出现口渴的症状，用越婢加术汤主治。

越婢加术汤方（皮水挟热）

药材组成：麻黄六两，石膏半斤，生姜三两，大枣十五枚，甘草二两，白术四两。

用法用量：上六味，以水六升，先煮麻黄，去上沫，内诸药，煮取三升，分温三服。

功能主治：发汗清热，健脾除湿。主治皮水。症见颜面浮肿明显，伴恶寒发热，或不恶寒发热，咳喘胸闷，咽燥口渴，纳呆腹胀便溏，尿少色黄，苔薄白或白黄而润，脉浮数或弦滑。

方义方析：方中重用麻黄、石膏发越水气，佐以姜、枣、草调和营卫，白术健脾除湿，与麻黄合用，并能走表里之湿，又防麻黄辛散太过。

里水，越婢加术汤主之，甘草麻黄汤亦主之。

译文

患皮水病，表实无汗且兼夹杂里热者，用越婢加术汤主治。如果无热者，可用甘草麻黄汤主治。

甘草麻黄汤方（皮水表实）

药材组成： 甘草二两，麻黄四两。

用法用量： 上二味，以水五升，先煮麻黄，去上沫，内甘草，煮取三升，温服一升，重复汗出，不汗，再服。慎风寒。

功能主治： 解表发汗，宣肺散寒。主治皮水表实证。症见一身悉肿，按之凹陷，恶寒无汗，舌淡或胖边有齿痕、苔薄白或白润，脉浮有力。

方义方析： 方中麻黄发汗宣肺利水，甘草和中补脾。两药配伍达到宣发肺气，水去肿消之目的。

皮水为病，四肢肿，水气在皮肤中，四肢聂聂动[①]**者，防己茯苓汤主之。**

注释

①聂聂动：其动轻微。

译文

患皮水病，四肢浮肿，这是由于水气流溢在皮肤中，故四肢肌肉轻微跳动，用防己茯苓汤主治。

防己茯苓汤方（皮水阳郁）

药材组成： 防己三两，黄芪三两，桂枝三两，茯苓六两，甘草二两。

用法用量： 上五味，以水六升，煮取二升，分温三服。

功能主治： 通阳化气，分消水湿。主治皮水阳郁证。症见一身悉肿，尤以四肢肿胀明显，按之凹陷，时有轻微跳动感，舌淡胖边有齿痕，脉沉滑或沉弦。

方义方析： 方中防己、黄芪走表祛湿，使皮下之水从表而散，桂枝、茯苓通阳化水，使水气从小便而去。桂枝与黄芪相协，又能通阳行痹，鼓舞卫阳；甘草调和诸药，协黄芪以健脾，脾旺以制水。

水之为病，其脉沉小，属少阴；浮者为风；无水，虚胀者，为气。水，发其汗即已。脉沉者，宜麻黄附子汤；浮者，宜杏子汤。

> **译文**

患水气病，脉象沉小的，属于少阴。脉浮的为风；没有水气而虚胀的，为气病。患水气病，发汗后就能痊愈。脉象沉的，用麻黄附子汤治疗；脉象浮的，用杏子汤主治（方未见，恐是麻黄杏仁甘草石膏汤）。

厥而皮水者，蒲灰散主之（方见消渴中）。

> **译文**

患皮水病，如果湿热炽盛，阻遏气机，阳气不能布达于四肢，故出现四肢逆冷，用蒲灰散主治（方见消渴中）。

麻黄附子汤方（正水与风水）

药材组成： 麻黄三两，甘草二两，附子一枚（炮）。

用法用量： 上三味，以水七升，先煮麻黄，去上沫，内诸药，煮取二升半，温服八分，日三服。

功能主治： 散寒温阳，利水消肿。主治正水与风水。症见一身悉肿，恶风寒，不发热，身无汗，口不渴，小便不利或伴腰膝酸软，舌淡嫩、苔白滑，脉沉小。

方义方析： 方中麻黄发汗解表，温阳散寒，行水散水；附子温煦阳气，温化水气；甘草益气和阳，辛甘化阳补阳。三味相协，以奏温阳化气，发汗散邪之功，如此阳气得振，膀胱气化可复，则小便通利，使水湿之邪既可从汗而解，又可从小便而去。

问曰：黄汗之为病，身体肿，发热汗出而渴，状如风水，汗沾衣，色正黄如蘖汁，脉自沉，何从得之？师曰：以汗出入水中浴，水从汗孔入得之，宜芪芍桂酒汤主之。

> **译文**

问：患黄汗，出现身体浮肿，发热汗出而口渴，症状类似于风水病，汗出沾衣，颜色黄如蘖汁一般，脉象沉，这是如何患得的呢？老师答道：这是由于出汗后，又浸入水中洗浴，水湿从汗孔渗入肌肤所致，用黄芪芍桂酒汤主治。

黄芪芍桂苦酒汤方（卫郁营热，表虚湿遏）

药材组成：黄芪五两，芍药三两，桂枝三两。

用法用量：上三味，以苦酒一升，水七升，相和，煮取三升，温服一升，当心烦，服至六七日乃解。若心烦不止者，以苦酒阻故也（一方用美酒醯代苦酒）。

功能主治：益气祛湿，和营泻热。主治黄汗证。症见身体肿重，发热，汗出色黄沾衣，口渴，舌淡红、苔白腻或黄腻，脉沉无力。

方义方析：方中黄芪益气固表；重用苦酒（食醋）清泄湿热；桂枝通经散邪，通达腠理，和畅营卫；芍药泄热和营敛汗。如是营卫调和，气血畅通，水湿得祛，则黄汗之证可愈。

注意事项：方后云"若心烦不止者，以苦酒阻故也"，提示药后出现心烦不止者，是由于苦酒入里，虽能轻泄热邪，但若热重则显药轻，导致湿热欲行未行，阻滞气机所致，故可加黄芩、栀子以助苦酒泄热。

芍药原生态

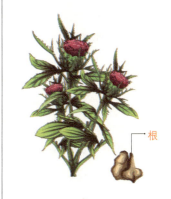

根

[性味] 苦，平，无毒。
[主治] 邪气腹痛，除血痹，破坚积。

＊成品选鉴＊

本品呈圆柱形，平直或稍弯曲，两端平截，表面类白色或淡红棕色，光洁或有纵皱纹及细根痕，偶有残存的棕褐色外皮。质坚实，不易折断，断面较平坦，类白色或微带棕红色，形成层环明显，射线放射状。气微，味微苦、酸。

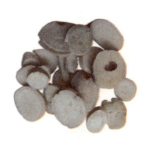

第十四章 水气病脉证并治

黄汗之病，两胫自冷。假令发热，此属历节。食已汗出，又身常暮盗汗出者，此劳气也。若汗出已，反发热者，久久其身必甲错；发热不止者，必生恶疮。若身重，汗出已辄轻[1]者，久久必身瞤，瞤即胸中痛，又从腰以上必汗出，下无汗，腰髋弛痛[2]，如有物在皮中状，剧者不能食，身疼重，烦躁，小便不利，此为黄汗。桂枝加黄芪汤主之。

> **注释**

①辄轻：感觉轻快。
②腰髋弛痛：腰髋部筋肉松弛无力而痛。

> **译文**

患黄汗病，症状应当表现为两小腿寒冷，如果小腿反而发热的，则属于疠节病。如果进食后出汗，又经常在晚上睡眠时身体出汗较多的，属于虚劳病。如果汗出后，反而发热的，日久则身上肌肤粗糙得像鳞甲一般，长期发热不止的，一定会形成恶疮。如果身体沉重，出汗后，身体感到轻松的，日久必然出现肌肉瞤动，胸中疼痛，并且从腰以上出汗，腰部以下没有汗，腰髋部胀痛，好像有虫在皮肤里面爬行一样；严重的不能吃东西，身体疼痛沉重，烦躁，小便不通畅。这些都是黄汗病的表现，用桂枝加黄芪汤主治。

桂枝加黄芪汤方（气虚湿盛阳郁）

药材组成：桂枝三两，芍药三两，甘草二两，生姜三两，大枣十二枚，黄芪二两。

用法用量：上六味，以水八升，煮取三升，温服一升，须臾饮热稀粥一升余，以助药力，温服取微汗，若不汗，更服。

功能主治：通阳益气，温化寒湿。主治气虚湿盛阳郁黄汗。症见发热而胫冷，身体肿重，汗出色黄，恶风，舌淡苔薄白润，脉沉迟。

方义方析：方中桂枝温阳化气，散寒祛湿，调畅营卫；黄芪益气固表，与桂枝相配伍，以温阳化湿；芍药益营敛阴；生姜宣散营卫中寒湿；甘草、大枣，益气充荣营卫。诸药相互为用，以奏通阳益气，温化寒湿功效。

气分，心下坚，大如盘，边如旋杯①**，水饮所作，桂枝去芍药加麻辛附子汤主之。**

> **注释**

①旋杯：圆杯。

> **译文**

患气分病，由于肾阳不足，肾之蒸腾功能失司，导致水寒之气凝滞于心窝部，故心窝部坚硬，形大如同盘状，边缘如同杯状，用桂枝去芍加麻辛附子汤主治。

桂枝去芍加麻辛附子汤方（阳虚阴凝）

药材组成： 桂枝三两，生姜三两，甘草二两，大枣十二枚，麻黄二两，细辛二两，附子一枚（炮）。

用法用量： 上七味，以水七升，煮麻黄，去上沫，内诸药，煮取二升，分温三服，当汗出，如虫行皮中，即愈。

功能主治： 温经通阳，宣散水饮。主治阳虚阴凝型气分。症见一身悉肿，心下痞坚，腹满肠鸣，伴头痛身痛，恶寒无汗，手足逆冷，舌质淡、苔白而滑，脉沉迟无力或细涩无力。

方义方析： 本方是桂枝去芍药汤合麻黄细辛附子汤两方相合而成，方中桂枝汤去掉芍药之阴柔以振奋阳气，麻辛附子汤温发里阳，如是可通彻表里，阳气通行，阴凝解散，水饮自消。

注意事项： 方后云"当汗出，如虫行皮中，即愈"，是服药以后，阳气得助，周行于身推动阴凝之邪解散的现象。

心下坚大如盘，边如旋盘①，水饮所作，枳术汤主之。

注 释

①旋盘：圆盘。

译文

患气分病，由于脾胃气虚，不能正常转输津液，导致水饮内停而形成聚积，故心窝部坚硬，像盘那样大小，边缘像圆杯那样坚硬，用枳术汤主治。

枳术汤方（脾虚气滞）

药材组成： 枳实七枚，白术二两。

用法用量： 上二味，以水五升，煮取三升，分温三服，腹中软即肯散也。

功能主治： 行气散结，健脾利水。主治脾虚气滞气分。症见身肿，心下痞，坚大如盘，食少倦怠，大便溏泄，舌淡苔白腻，脉沉弦有力。

方义方析： 方中枳实行气散气，开结除滞，清热和中，化饮消痞；白术健脾益气，燥湿化饮，行水开结。二味相合，重用枳实二倍于白术，剂型用汤剂，意在以消为主，共奏行气散结，健脾利水之功。

第十五章 黄疸病脉证并治

一、黄疸的病因病机与分类

寸口脉浮而缓，浮则为风，缓则为痹。痹非中风。四肢苦烦，脾色必黄①，瘀热以行。

注释

①脾色必黄：脾病其肤色必呈黄色。

译文

寸口出现浮缓的脉象，浮脉为风热，缓脉为湿热内蕴的痹证。此处的痹证并不是太阳中风证，而是四肢感到烦扰不舒。脾主黄色，湿热蕴结于脾胃，外行于体表，就成为黄疸。

缓脉寸口三部脉象

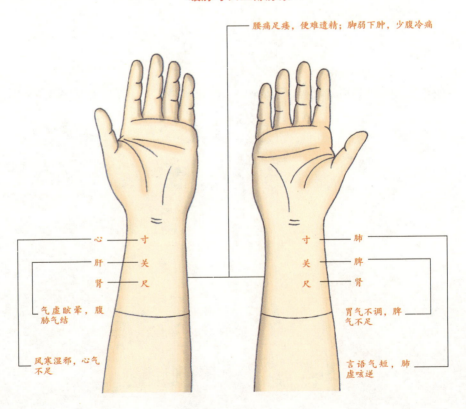

阳明病，脉迟者，食难用饱①，饱则发烦头眩，小便必难，此欲作谷疸。虽下之，腹满如故，所以然者，脉迟故也。

注释

①食难用饱：饮食不宜过饱。

译文

患阳明病而出现迟脉的，表示不能吃得过饱，如果过饱则会感到烦闷，头晕目眩，小便困难，这是即将发生谷疸的征兆；虽然服用泻下药，腹部依然胀满，之所以会这样，是由于脉迟的缘故。

趺阳脉紧而数，数则为热，热则消谷，紧则为寒，食即为满。尺脉浮为伤肾，趺阳脉紧为伤脾。风寒相搏，食谷即眩，谷气不消，胃中苦浊①，浊气下流，小便不通，阴被其寒，热流膀胱，身体尽黄，名曰谷疸。

额上黑，微汗出，手足中热，薄暮即发，膀胱急，小便自利，名曰女劳疸，腹如水状不治。

心中懊憹②而热，不能食，时欲吐，名曰酒疸。

注释

①苦浊："苦"可作"病"字解。"浊"即指湿热，下"浊气"亦为湿热。
②懊憹：懊恼，烦闷。

译文

趺阳脉出现紧数的脉象，数脉为胃中有热，胃热则能消食善饥；紧脉为有寒，寒邪损伤脾阳，因此食后则腹部胀满。如果尺部出现浮脉，表示风热伤肾；趺阳脉出现紧脉，表示寒邪伤脾。风寒相合，进食后就会感到头部眩晕，食物不能消化，湿热壅聚于胃，湿热浊气下流，导致小便不通利，又因脾脏感受寒湿，加上流入膀胱的湿热，因此全身发黄，称为谷疸。

额部发黑，微汗出，手足心发热，每到傍晚时就发病，膀胱拘急，小便通畅，称为女劳疸，如果腹部胀满，好像积水一般，属于不治之症。

出现心中郁闷，燥热不安，不能进食，时常恶心想要呕吐的，称为酒疸。

第十五章 黄疸病脉证并治

夫病酒黄疸，必小便不利，其候心中热，足下热，是其证也。

译文

患酒疸病，必定兼有小便不通畅，胃中灼热，足心发热，这些都属于酒疸的症状。

二、黄疸的辨证与法治

脉沉，渴欲饮水，小便不利者，皆发黄。
腹满，舌痿黄①，燥不得睡，属黄家。

注释

①痿黄：身黄而不润泽。

译文

脉象沉，口渴想喝水，小便不通利的，都会形成黄疸病。
腹部胀满，皮肤发黄而不润泽，烦躁而不能入睡，这些症状都属于黄疸病。

发于阴部①，其人必呕；阳部②，其人振寒而发热也。

注释

①阴部：在里。
②阳部：在表。

译文

如果病邪在里，必然会呕吐，如果病邪在表，就会恶寒、发热。

酒疸下之，久久为黑疸①，目青面黑，心中如啖蒜齑状②，大便正黑，皮肤爪之不仁③，其脉浮弱，虽黑微黄，故知之。

注释

①黑疸：酒疸误下后的变证。目青面黑，大便亦变黑色。这是一种症状，

并不是黄疸中的一种。

②心中如啖蒜齑状:"啖",吃;"齑",指捣碎的姜、蒜、韭菜等。此言胃中有灼热不舒感。

③爪之不仁:肌肤麻痹,搔之无痛痒感。

译文

患酒疸病,如果误用泻下法,日久则会出现黑疸,眼睛发青而面色发黑,胃中灼热好像吃了大蒜一般难受,大便呈黑色,搔抓皮肤时不觉得痛痒,脉象浮而弱,皮肤黑而黄,这是由于误用泻下法的缘故。

酒疸,心中热,欲呕者,吐之愈。

译文

患酒疸病,胃中有热想吐的,可以用吐法主治。

师曰:病黄疸,发热烦喘,胸满口燥者,以病发时,火劫其汗①,两热所得②。然黄家所得,从湿得之。一身尽发热而黄,肚热③,热在里,当下之。

注释

①火劫其汗:用艾灸、温针或熏法,强迫出汗。

②两热所得:火与热相互搏结。

③肚热:腹中热。

译文

老师说:患黄疸病,出现发热,烦躁,气喘,胸胁胀满,口咽干燥的,是因为初病时,误用艾灸、温针或熏法等火攻法强迫出汗,导致热邪与火邪相合所致。但是,黄疸病主要是因湿热蕴郁所致;如果全身发热,面目发黄,腹中灼热,表示热邪郁结在里,用泻下法主治。

黄疸之病,当以十八日为期①,治之十日以上瘥,反极为难治。疸而渴者,其疸难治;疸而不渴者,其疸可治。

注释

①期：期限。

译文

患黄疸病，应当以十八天为病愈的期限，治疗十天以上则应当痊愈，如果病情反而加重的，则属于难治之证。患黄疸病，出现口渴的，比较难以治疗；如果口不渴的，则可以治疗。

三、黄疸证治

谷疸之为病，寒热不食，食即头眩，心胸不安①，久久发黄，为谷疸，茵陈蒿汤主之。

注释

①不安：烦躁不安。

译文

患谷疸病，出现恶寒发热，不想吃东西，食后就会感头目眩晕，心胸烦闷不安适的，日久则会全身发黄而形成谷疸，用茵陈蒿汤主治。

茵陈汤方（谷疸）

药材组成： 茵陈蒿六两，栀子十四枚，大黄二两。

用法用量： 上三味，以水一斗，先煮茵陈，减六升，内二味，煮取三升，去渣，分温三服。小便当利，尿如皂角汁状，色正赤，一宿腹减，黄从小便去也。

功能主治： 清热利湿，利胆退黄。主治湿热黄疸。症见一身面目俱黄，色鲜明如橘子，腹微满，口中渴，小便不利，舌苔黄腻，脉沉实或滑数。

方义方析： 方中茵陈清热利湿，疏利肝胆为君；栀子清泄三焦湿热，并可退黄为臣；大黄通利大便，导热下行为佐。三药相配，使湿热之邪从二便排泄，湿去热除，则发黄自退。

酒黄疸者，或无热，靖言了了，腹满欲吐，鼻燥。其脉浮者，先吐之；沉弦者，先下之。

酒黄疸，心中懊憹或热痛，栀子大黄汤主之。

译文

酒患酒疸病，有的不发热，安静且语言不乱，但腹部胀满，想呕吐，鼻腔干燥，如果出现浮脉，表示病邪在上，可以用涌吐法治疗；如果出现沉弦脉，表示病邪在下，可用泻下法主治。

患酒黄疸，出现心中郁闷不安，或发热，或疼痛的，用栀子大黄汤主治。

栀子大黄汤方（酒疸）

药材组成： 栀子十四枚，大黄一两，枳实五枚，豉一升。

用法用量： 上四味，以水六升，煮取二升，分温三服。

功能主治： 清心除烦，泄热退黄。主治酒黄疸。症见色黄鲜明，心中郁闷不舒或灼热而痛，小便不利，色黄或赤，大便秘结，舌红、苔黄，脉数。

方义方析： 方中栀子清泻湿热或酒毒之邪尽从小便而去，使邪有退路；大黄清泄湿热或酒毒之邪从大便而去；枳实破气行滞，使湿热或酒毒之邪不得留结而溃散；淡豆豉轻清宣散，行气消满。诸药合用，使湿热从二便分消。

黄家日晡所发热，而反恶寒，此为女劳得之。膀胱急，少腹满，身尽黄，额上黑，足下热，因作黑疸。其腹胀如水状，大便必黑，时溏①，此女劳之病，非水也。腹满者难治，硝石矾石散主之。

注释

①溏：便溏泄。

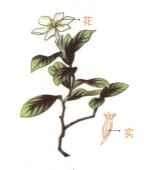

栀子原生态

[性味] 苦，寒，无毒。
[主治] 五内邪气，胃中热气，面赤，酒疱皶鼻，白癞，赤癞，疮疡。
[主治] 悦颜色，千金翼面膏用之。

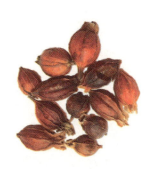

成品选鉴

本品呈长卵圆形或椭圆形，表面红黄色或棕红色，具6条翅状纵棱，顶端残存萼片，种子多数，集结成团。深红色或红黄色，表面密具细小疣状突起。气微，味微酸而苦。

译文

患黄疸病,一般在下午四五点钟时发热,如果反而怕冷的,表示患了女劳疸。如果膀胱拘急,少腹胀满,全身发黄,额头发黑,足心发热,表示患了黑疸病。如果腹部胀满如有积水一般,大便必然色黑,时常溏泄,表示患了女劳病,而不是水气病。腹部胀满的,治疗比较困难,用硝石矾石散主治。

硝石矾石散方(女劳疸)

药材组成: 硝石、矾石(烧)各等分。

用法用量: 上二味,为散,以大麦粥汁和服方寸匕,日三服。病随大小便去,小便正黄,大便正黑,是候也。

功能主治: 清热化湿,消瘀利水。主治女劳疸。症见额上黑,伴日晡发热,五心烦热,足下热,不思饮食,肢体倦怠,微汗出,少腹满,小便自利,舌黯红或边有瘀点瘀斑、苔薄白,尺脉沉而无力。

方义方析: 方中硝石破积聚,散坚结,逐瘀血,除积热,泻邪气,利小便,推陈致新;矾石利水而化痰湿,逐瘀而散结;因石药碍胃,故以大麦粥汁调服以保养胃气。

注意事项: 服用本方后,患者小便黄,大便色黑,是湿热从小便去,瘀血从大便去,为病欲愈之征。

诸病黄家,但利其小便。假令^①**脉浮,当以汗解之,宜桂枝加黄芪汤主之(方见水气中)。**

诸黄,猪膏发煎主之。

注释

①假令:如果。

译文

治疗各类黄疸病,只需通利小便。如果出现浮脉,用发汗法,以桂枝加黄芪汤主治。

治疗各类黄疸病,可以用猪膏煎主治。

猪膏发煎方（燥结发黄）

药材组成：猪膏半斤，乱发如鸡子大三枚。
用法用量：上二味，和膏中煎之，发消药成，分作二服，病从小便出。
功能主治：润燥通便，化瘀利水。主治各类黄疸。症见发黄，口渴喜饮，皮肤枯涩萎黄，小便短少色黄，大便干燥，舌红、苔黄、少津，脉数。
方义方析：方中猪膏（猪脂油）生津润燥，清热通便，凉血育阴，利血脉散瘀，解毒泄邪；乱发（血余炭）化瘀散结，利湿退黄，通利血脉。

黄疸病，茵陈五苓散主之。

患黄疸病，用茵陈五苓散主治。

茵陈五苓散方（湿重于热黄疸）

药材组成：茵陈蒿末十分，五苓散五分（方见痰饮中）。
用法用量：上二味，和匀。先食饮方寸匕，日三服。
功能主治：清热退黄，通阳利水。治湿热黄疸。症见身黄，目黄，小便黄少，色泽鲜明如橘子色，形寒发热，肢体困倦，腹满，食欲不振，口不渴，小便短少或不利，便溏，舌淡、苔白腻，脉浮缓或沉迟。
方义方析：方中茵陈清利湿热，使肝胆或脾胃湿热之邪尽从下去；五苓散通阳利水，渗利小便。

黄疸腹满，小便不利而赤，自汗出，此为表和里实，当下之，宜大黄硝石汤。

患黄疸病腹部胀满，小便不畅而色红，自汗出，这是肌表无病而里有实热，用泻下法治疗，宜用大黄硝石汤。

大黄硝石汤方（热盛里实黄疸）

药材组成：黄柏四两，大黄四两，硝石四两（后下），栀子十五枚。

黄柏原生态

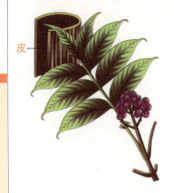

皮

[性味] 苦，寒。
[主治] 五脏肠胃中结热，黄疸，肠痔；止泻痢，女子漏下赤白，阴伤蚀疮。

＊成品选鉴＊

本品呈板片状或浅槽状，外表面黄褐色或黄棕色，平坦或具纵沟纹；内表面暗黄色或淡棕色，具细密的纵棱纹。体轻，质硬，断面纤维性，呈裂片状分层，深黄色。气微，味极苦，嚼之有黏性。

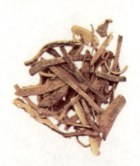

用法用量： 上四味，以水六升，煮取二升，去渣，内硝，更煮取一升，顿服。

功能主治： 泄热通腑，兼以利尿。主治热盛里实黄疸。症见身热口渴，腹满拒按，大便燥结，小便短赤，舌苔黄厚而干。

方义方析： 方中大黄泻肝胆湿热，使湿热之邪从大便而去；硝石泻热逐瘀，使瘀热湿溃散，并软坚散结；黄柏清热燥湿；栀子清热泻湿，使湿热之邪从小便去。

黄疸病，小便色不变，欲自利，腹满而喘，不可除热①，热除必哕。哕者，小半夏汤主之（方见消渴中）。

诸黄，腹痛而呕者，宜柴胡汤（必小柴胡汤，方见呕吐中）。

男子黄，小便自利，当与虚劳小建中汤（方见虚劳中）。

注 释

①除热：清热。

译文

患黄疸病，如果小便颜色不变，想要腹泻，腹部胀满而气喘，此时不能用清热法，否则，热虽能除，但会导致胃气上逆而引起呃逆；出现呃逆的，用小半夏汤主治。

治疗各类黄疸病，出现腹部疼痛，呕吐的，用柴胡汤主治。

男子患黄疸病，小便通畅，用治疗虚劳病的小建中汤。

第十六章

惊悸吐衄下血胸满瘀血病脉证治

一、惊悸成因及证治

寸口脉动而弱，动即为惊，弱则为悸。

> **译文**
> 如果寸口部出现动而弱的脉象，脉动为惊证，脉弱为悸证。

动脉寸口三部脉象

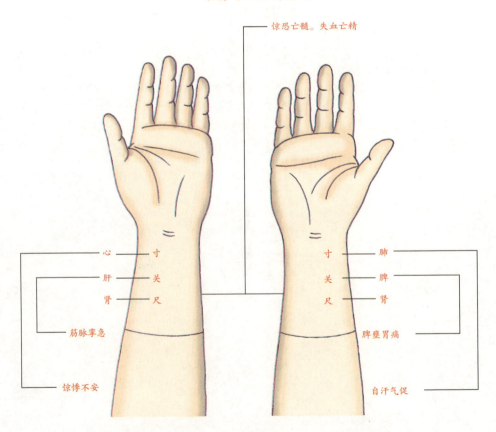

火邪者，桂枝去芍药加蜀漆牡蛎龙骨救逆汤主之。

译文

用温针和火熏法发汗而感受热邪的，用桂枝去芍药加蜀漆牡蛎龙骨救逆汤主治。

桂枝去芍药加蜀漆牡蛎龙骨救逆汤（火邪致惊）

药材组成： 桂枝三两（去皮），甘草二两（炙），生姜三两，牡蛎五两（熬），龙骨四两，大枣十二枚，蜀漆三两（洗去腥）。

用法用量： 上七味，为末，以水一斗二升，先煮蜀漆，减二升，内诸药，煮取三升，去渣，温服一升。

功能主治： 温通心阳，镇惊安神，兼以涤痰逐邪。主治心悸，惊狂。症见卧起不安，畏寒肢冷，伴恶寒发热，自汗，胸脘满闷，舌淡、苔腻，脉浮滑或浮软无力。

方义方析： 方中桂枝温通心阳，和调心脉；生姜温阳和中；龙骨镇惊安神；牡蛎敛心安神；蜀漆（即常山苗）涤痰逐邪，以止惊狂；大枣、甘草，补益心气，助桂枝化阳补阳。诸药相协，以奏温振心阳，平降冲逆，收敛阳气，震慑心神之功。

心下悸者，半夏麻黄丸主之。

译文

心下悸动的，用半夏麻黄丸主治。

半夏麻黄丸方（水饮致悸）

药材组成： 半夏、麻黄各等分。

用法用量： 上二味，末之，炼蜜和丸小豆大，饮服三丸，日三服。

功能主治： 通阳蠲饮，降逆定悸。主治心悸，或怔忡，或胃脘部跳动。症见胸闷或胸满，伴恶心或呕吐痰涎，舌淡苔白腻或白滑，脉沉或紧。

方义方析： 方中半夏蠲饮降逆，通畅胃气；麻黄功在宣发阳气，振奋心阳，而非发表，二药合用，阳气得宣，饮邪得降，则悸动自宁。

二、吐衄下血成因及证治

夫酒客咳者，必致吐血，此因极饮过度所致也。

译文

平素嗜酒之人，如果出现咳嗽的，必然会导致吐血，这是因为饮酒过度所致。

又曰：从春至夏，衄者，太阳；从秋至冬，衄者，阳明。

译文

又说：从春季至夏季出现鼻出血的，属于太阳表证；从秋季至冬季鼻出血的，属于阳明里热证。

病人面无色，无寒热，脉沉弦者，衄；浮弱，手按之绝者，下血；烦咳者，必吐血。

译文

患者面色苍白，没有恶寒发热，脉象沉而弦的，则会鼻出血；如果脉象浮而弱，用手重按则无脉的，为下血；如果患者烦躁、咳嗽的，必定会吐血。

师曰：尺脉浮，目睛晕黄[1]，衄未止；晕黄去，目睛慧了[2]，知衄今止。

注释

[1] 目睛晕黄：有两种情况，一为患者眼睛之色晕黄不亮，二为眼睛视物晕黄不明。

[2] 目睛慧了：眼睛清明，视物亦清晰。

> **译文**
>
> 老师说：尺部出现浮脉，眼睛昏花，看不清物体，就会不停地流鼻血；如果眼睛昏花已去，视物清晰，说明鼻出血已停止。

夫吐血，咳逆上气，其脉数而有热，不得卧者，死。

> **译文**
>
> 患吐血病，如果出现咳嗽、气喘、脉象数、发热、不能平卧的，属死证。

衄家不可汗，汗出必额上陷，脉紧急，直视不能眴，不得眠。

> **译文**
>
> 常流鼻血的人，不可妄用发汗法治疗，否则，必然会引起额旁动脉紧张拘急，两眼直视，不能自由转动，不能入睡。

寸口脉弦而大，弦则为减，大则为芤，减则为寒，芤则为虚，寒虚相击，此名曰革，妇人则半产漏下，男子则亡血。

> **译文**
>
> 如果寸口部出现弦脉，弦脉表示阳气衰减，脉大中空如葱管；阳气衰减的为有寒，大而中空的为血虚，寒与虚相合，称为革，在妇人则患小产和漏下，在男子则患出血。

亡血不可发其表，汗出即则寒栗而振。

> **译文**
>
> 患失血病，不可妄用发汗法，否则，不仅阴血受伤，还会损伤阳气，导致汗出后会寒战怕冷。

第十六章　惊悸吐衄下血胸满瘀血病脉证治

黄芩原生态

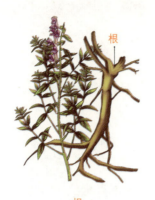

根

[性味] 苦, 平, 无毒。
[主治] 诸热黄疸, 肠澼泻痢, 逐水。

子

[主治] 肠澼脓血。

* 成品选鉴 *

本品呈圆锥形, 表面棕黄色或深黄色, 有稀疏的疣状细根痕。质硬而脆, 易折断, 断面黄色, 中心红棕色; 老根中心呈枯朽状或中空, 暗棕色或棕黑色。气微, 味苦。

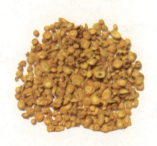

吐血不止者, 柏叶汤主之。

译文

吐血不止的, 用柏叶汤主治。

柏叶汤方（虚寒吐血）

药材组成: 柏叶三两, 干姜三两, 艾三把。

用法用量: 上三味, 以水五升, 马通汁一升, 合煮取一升, 分温再服。

功能主治: 温中止血。主治虚寒性吐血。症见吐血不止, 血色淡红或暗红, 伴面色萎黄或苍白, 神疲体倦, 头晕眼花, 舌淡苔白, 脉虚无力或芤。

方义方析: 方中侧柏叶苦涩微寒, 其气清降, 能折其上逆之势以收敛止血。干姜辛热, 温中止血; 艾叶苦辛温, 温经止血, 二药合用, 能振奋阳气以摄血。马通汁微温, 能引血下行以止血。全方寒热并用, 阴阳互济, 相辅相成, 而偏于温中, 为治疗虚寒性吐血的代表方剂。

心气不足, 吐血, 衄血, 泻心汤主之。

译文

心烦不安, 吐血, 鼻出血的, 用泻心汤主治。

泻心汤方（热盛吐衄）

药材组成: 大黄二两, 黄连一两, 黄芩一两。

用法用量: 上三味, 以水三升, 煮取一升, 顿服之。

功能主治: 清热泻火, 止血。主治热盛吐血、衄血。症见血色鲜红, 来势较急, 伴心烦不安,面赤口渴，烦躁便秘，舌红苔黄，脉数有力。

方义方析： 方中黄芩泻上焦火；黄连泻中焦火，大黄泻下焦火。由于三黄之性苦寒，苦能燥湿，寒能清热，故对湿热内蕴而发的黄疸，也能主治。

下血，先血后便，此近血也，赤小豆当归散主之（方见狐惑中）。

译文

患下血病，出血在先，大便在后，称为近血，用赤小豆当归散主治（方见狐惑中）。

下血，先便后血，此远血也，黄土汤主之。

译文

患下血病，大便在先，出血在后，称为远血，用黄土汤主治。

黄土汤方（虚寒便血）

药材组成： 甘草三两，干地黄三两，白术三两，附子三两（炮），阿胶三两，黄芩三两，灶中黄土半斤。

用法用量： 上七味，以水八升，煮取三升，分温二服。

功能主治： 温阳健脾，养血止血。主治虚寒便血。症见血色紫暗，并伴腹痛，喜温喜按，面色无华，神疲懒言，四肢不温，舌淡苔白，脉虚细无力。

方义方析： 方中灶中黄土又名伏龙肝，温中止血为君；白术、附子温脾阳而补中气，助君药以复统摄之权为臣；生地黄、阿胶滋阴养血，

阿胶原生态

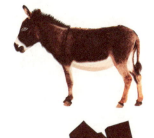

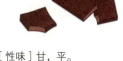

[性味] 甘，平。
[主治] 心腹内崩，劳极洒洒如疟状，腰腹痛，四肢酸疼，女子下血，安胎。

※ 成品选鉴 ※

本品为长方形或方形块，黑褐色，有光泽。质硬而脆，断面光亮，碎片对光照视呈棕色半透明状。气微，味微甘。

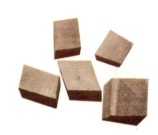

第十六章　惊悸吐衄下血胸满瘀血病脉证治

黄芩清热止血为佐；甘草调药和中为使。诸药配合，寒热并用，标本兼治，温阳而不伤阴，滋阴而不碍阳。

三、瘀血脉证

病人胸满，唇痿舌青，口燥，但欲漱水，不欲咽，无寒热，脉微大来迟，腹不满，其人言我满[1]，为有瘀血。

注释

[1] 言我满：自觉腹满。

译文

患者出现胸部胀满，口唇干枯而不润泽，舌质青紫，口中干燥，只想漱水而不想吞咽，没有恶寒发热，脉象浮大而迟，从身体外形来看，腹部并不胀满，但患者自觉腹部胀满的，这是体内有瘀血的缘故。

病人如热状，烦满，口干燥而渴，其脉反无热，此为阴伏[1]，是瘀血也，当下之。

注释

[1] 阴伏：邪伏阴分。

译文

患者自觉有热，心烦胸满，口咽干燥而渴，脉象并没有热象，这是邪热伏于血分，属于瘀血停滞，用攻下法祛逐瘀血。

第十七章 呕吐哕下利病脉证治

一、呕吐脉证治则及证治

先呕却渴者，此为欲解；先渴却呕者，为水停心下，此属饮家。呕家本渴，今反不渴者，以心下有支饮故也，此属支饮。

患者先呕吐，随后出现口渴的症状，是邪气已去而正气恢复、病情即将痊愈的征兆。患者先口渴，之后才呕吐的，表示水饮停聚于心下胃脘，属于饮病。经常呕吐的患者，原本应当会出现口渴，现在反而不渴的，是因为胃中有水饮停留，而支撑胀满所致，属于支饮病。

夫呕家有痈脓，不可治呕，脓尽自愈。

经常呕吐而又患有痈脓的患者，不能只治疗呕吐，等到脓血排尽后则呕吐病自能痊愈。

病人欲吐者，不可下之。

患者想要呕吐的，不能妄用泻下法治疗。

食已即吐者，大黄甘草汤主之（外台方，又治吐水）。

患者平素肠中有实热积滞，胃失和降，胃气不得通降而上逆，进食后立刻又吐出的，用大黄甘草汤主治。

大黄甘草汤方（胃肠实热）

药材组成：大黄四两，甘草一两。

用法用量：上二味，以水三升，煮取一升，分温再服。

功能主治：通便止呕。主治胃肠积热呕吐。症见不食不吐，食后立即呕吐，口渴口臭，大便秘结，舌红、苔黄，脉数有力。

方义方析：方中大黄泻热降逆，通达下行；甘草益气和中，并缓大黄之峻性。方药相互为用，以奏其效。

干呕而利[①]，黄芩加半夏生姜汤主之。

> 注 释

①利：下利，大小便失调。

濡脉寸口三部脉象

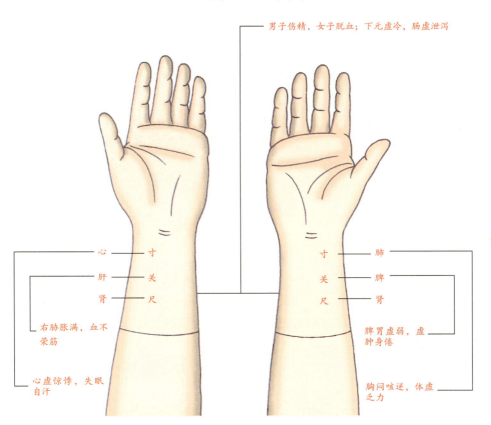

吴茱萸原生态

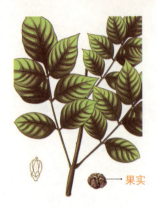

果实

[性味]辛,温,有小毒。
[主治]温中下气,止痛,除湿血痹。

★成品选鉴★

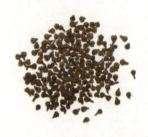

本品呈球形或略呈五角状扁球形,表面暗黄绿色至褐色,粗糙,有多数点状突起或凹下的油点。质硬而脆,横切面可见子房5室,每室有淡黄色种子1粒。气芳香浓郁,味辛辣而苦。

译文

患者因胃肠湿热,胃气上逆而干呕;同时又因邪热下注而腹泻的,用黄芩加半夏生姜汤主治。

黄芩加半夏生姜汤方（肠胃湿热）

药材组成：黄芩三两,甘草二两（炙）,芍药二两,半夏半升,生姜三两,大枣十二枚。

用法用量：上六味,以水一斗,煮取三升,去渣,温服一升,日再夜一服。

功能主治：清热止利,和胃止呕。主治肠胃湿热干呕。症见利下热臭垢积,里急后重,肠鸣腹痛,恶心呕吐,舌红、苔微黄腻,脉濡数。

方义方析：方中黄芩清少阳胆热;芍药泻胆热,敛胆气,和血脉,利气血;半夏温胃散寒,醒脾降逆;生姜调理脾胃,散寒降逆止呕;甘草、大枣,补益胆气,制约黄芩寒凝伤胃。

呕而胸满者,茱萸汤主之。

干呕吐涎沫,头痛者,茱萸汤主之（方见上）。

译文

患者因胃虚寒凝呕吐而胸部胀满的,用茱萸汤主治。

患者因肝胃虚寒,浊阴上逆而呕吐时,只有声音而没有吐出食物,口吐清涎,头痛的,用茱萸汤主治。

茱萸汤方（肝胃虚寒）

药材组成：吴茱萸一升,人参三两,生姜六两，大枣十二枚。

用法用量： 上四味，以水五升，煮取三升，温服七合，日三服。

功能主治： 温中补虚，降逆止呕。主治胃中虚寒，食谷欲呕；或呕而胸满，少阴吐利。症见呕而胸满，或干呕、吐涎沫、头痛，尤以巅顶冷痛为主，舌淡、苔白腻或白润，脉弦滑无力或沉缓。

方义方析： 方中吴茱萸温肝暖胃，散寒降浊为君；重用生姜辛散寒邪，温胃止呕为臣；人参、大枣补虚益胃，甘缓和中，共为佐、使。诸药合用，共奏温补降逆之功。

干呕，吐逆，吐涎沫，半夏干姜散主之。

患者干呕，胃气上逆，吐涎沫的，用半夏干姜散主治。

半夏干姜散方（寒饮停胃）

药材组成： 半夏、干姜各等分。

用法用量： 上二味，杵为散，取方寸匕，浆水一升半，煎取七合，顿服之。

功能主治： 温胃止呕。主治胃中有寒呕吐。症见干呕吐逆，吐涎沫，伴胃脘冷或冷痛，喜热饮，甚至手足不温，舌淡、苔薄白，脉迟或沉缓。

方义方析： 方中干姜温胃散寒；半夏化痰，降逆止呕。二味配合，共成温胃止呕之功。

病人胸中似喘不喘，似呕不呕，似哕不哕，彻心中愦愦然无奈者，生姜半夏汤主之。

患者胸中好像气喘，而实则不喘；好像是想呕吐，而实则不呕；好像是呃逆，而实则没有呃逆。但整个心胸烦闷懊恼无可奈何的，当用生姜半夏汤主治。

生姜半夏汤方（寒饮停胃）

药材组成： 半夏半升，生姜汁一升。

用法用量：上二味，以水三升，煮半夏，取二升，内生姜汁，煮取一升半，小冷，分四服，日三夜一服。止，停后服。

功能主治：和胃化饮，降逆止呕。主治寒饮停胃呕吐。症见病人似喘不喘，似呕不呕，似哕逆而不哕逆，但整个心胸烦闷憹怅无可奈何，伴心下痞满，不渴或渴喜热饮，舌淡、苔白腻，脉弦滑或沉迟。

方义方析：方中重用生姜汁以辛开通阳，温胃散结，和胃止呕；配半夏以化饮降逆。二者相伍，辛散寒饮，振奋胸阳。

注意事项：方后云"小冷"，即防热药格拒不纳而吐，故宗《素问·五常政大论》"治寒以热，凉而行之"的反佐之法。

呕吐而病在膈上，后思水者，解，急与之。思水者，猪苓散主之。

译文

患者因水饮内停于胸膈以上，出现呕吐，呕吐以后想喝水的，表示病情即将痊愈，应当立即给水喝。口渴想饮水的，用猪苓散主治。

猪苓散方（饮邪阻胃）

药材组成：猪苓、茯苓、白术各等分。

用法用量：上三味，杵为散。饮服方寸匕，日三服。

功能主治：健脾利水。主治饮邪阻胃呕吐。症见呕吐物清稀，吐后思水饮，伴小便短少，或胸满胸闷，舌苔白腻或苔薄少津，脉沉或虚缓。

方义方析：方中猪苓利水渗湿，泄利水气；茯苓健脾渗湿利小便；白术健脾以制水，燥湿以治水。

胃反，吐而渴欲饮水者，茯苓泽泻汤主之。

译文

患者平素脾胃虚弱，水饮内停于胃，因而患胃反病，呕吐和口渴交替出现，吐后则口渴想要喝水的，用茯苓泽泻汤主治。

茯苓泽泻汤方（脾虚饮停）

药材组成：茯苓半斤，泽泻四两，甘草二两，桂枝二两，白术三两，生姜四两。

用法用量： 上六味，以水一斗，煮取三升，内泽泻，再煮取二升半，温服八合，日三服。

功能主治： 温胃化饮，降逆止呕。主治反复呕吐而渴欲饮水者。症见呕吐与口渴反复交替出现，呕吐物为清稀水饮，或与食物混杂、不酸不苦不臭，或伴浮肿，大便溏薄或不畅，精神不振，兼有头眩、心悸等，舌淡、苔白滑或白润，脉弦滑或沉紧或缓滑。

方义方析： 方中茯苓健脾益气，渗利水湿；泽泻泻脾胃水饮留结；桂枝温阳化气，温胃化饮；白术健脾燥湿；生姜温胃散寒，宣畅中气；甘草益气和中。

注意事项： 本条的胃反，乃反复呕吐之意，不是朝食暮吐、暮食朝吐之症。

呕而肠鸣，心下痞者，半夏泻心汤主之。

译文

患者因中焦虚寒，并且胃肠又有湿热壅滞而出现呕吐，肠鸣，又有心下痞满的，用半夏泻心汤主治。

半夏泻心汤方（心下痞满）

药材组成： 半夏半升（洗），黄芩三两，干姜三两，人参三两，黄连一两，大枣十二枚，甘草三两（炙）。

用法用量： 上七味，以水一斗，煮取六升，去渣再煮，取三升，温服一升，日三服。

功能主治： 和胃降逆，散结消痞。主治心下痞满不痛，或干呕，或呕吐，肠鸣下利，舌苔薄黄而腻，脉弦数者。

方义方析： 方中半夏和胃降逆，消痞散结为君；干姜温中散寒，黄芩、黄连清泄里热为臣；人参、炙甘草、大枣益气健脾，和中补虚为佐。凡因寒热互结于心下，胃气不和，见证如上所述者，均可用之。

诸呕吐，谷不得下者，小半夏汤主之（方见痰饮中）。

译文

各类呕吐而饮食不能下的，用小半夏汤主治。

呕而脉弱，小便复利①，身有微热，见厥者难治，四逆汤主之。

注释

①复利：自利清长。

译文

患者平素虚寒，因而出现呕吐，脉微弱无力，表示胃气大虚；小便通利，表示阳气衰微，不能固摄；身体微微发热，四肢逆冷的，表示阳气衰微而欲脱，阴盛格阳的症候，比较难治，用回阳救逆的四逆汤主治。

四逆汤方（阳虚呕吐）

药材组成： 附子一枚（生用），干姜一两半，甘草二两（炙）。

用法用量： 上三味，以水三升，煮取一升二合，去渣，分温再服。强人可大附子一枚，干姜三两。

功能主治： 温中祛寒，回阳救逆。主治阳虚呕吐。症见阳虚欲脱，冷汗自出，四肢厥逆，下利清谷，脉微欲绝。

方义方析： 方中生附子大辛大热，温壮肾阳，祛寒救逆为君；干姜辛热，温里祛寒，以加强附子回阳之效为臣；炙甘草甘温，益气和中，并缓解附、姜燥烈之性为佐使。三味配合，具有回阳救逆之功。

呕而发热者，小柴胡汤主之。

译文

患者患少阳病，邪热逼迫胃气上逆，因而出现呕吐，并且兼有往来寒热的，用小柴胡汤主治。

小柴胡汤方（呕而发热）

药材组成： 柴胡半斤，黄芩三两，人参三两，甘草三两，半夏半斤，生姜三两，大枣十二枚。

用法用量： 上药七味，以水一斗二升，煮取六升，去渣再煎，取三升，温服一升，日三服。

功能主治：和解少阳。主治呕吐发热。症见心烦喜呕，口苦，咽干，舌苔薄白，脉弦。

方义方析：方中柴胡清透少阳半表之邪，从外而解为君；黄芩清泄少阳半里之热为臣；人参、甘草益气扶正，半夏降逆和中为佐；生姜助半夏和胃，大枣助参、草益气，姜、枣合用，又可调和营卫为使。诸药合用，共奏和解少阳之功。

> 吐后，渴欲得水而贪饮者，文蛤汤主之；兼主微风脉紧头痛。

译文

患者呕吐之后，口渴想喝水而贪饮的，用文蛤汤主治。兼治微受风邪的脉紧，头痛。

文蛤汤方（吐而贪饮）

药材组成：文蛤五两，麻黄三两，甘草三两，生姜三两，石膏五两，杏仁五十枚，大枣十二枚。

用法用量：上七味，以水六升，煮取二升，温服一升，汗出即愈。

功能主治：清里疏表。治吐后渴欲得水而贪饮者；兼主微风，脉紧头痛。

方义方析：方中文蛤清泻胃热益阴；麻黄解表散寒，温阳化饮；石膏清热生津止渴；生姜宣散醒脾和胃；杏仁降逆浊逆；甘草、大枣，补益中气，防止宣降伤中。

二、胃反脉证并治

> 趺阳脉浮而涩，浮则为虚，涩则伤脾，脾伤则不磨[①]，朝食暮吐，暮食朝吐，宿谷不化，名曰胃反。脉紧而涩，其病难治。

注释

①不磨：不能运化谷食。

第十七章 呕吐哕下利病脉证治

译文

患者趺阳部位出现浮涩的脉象,浮为胃阳虚弱,涩为脾阳受损,脾伤则不能运化水谷,因此早晨进食,晚上就会吐出,晚上进食,早晨就会吐出,胃中的食物不能消化,称为胃反病。如果出现紧涩的脉象,表示病情难治。

问曰:病人脉数,数为热,当消谷引食,而反吐者,何也?师曰:以发其汗,令阳微,膈气虚,脉乃数。数为客热,不能消谷,胃中虚冷故也。

脉弦者,虚也,胃气无余,朝食暮吐,变为胃反。寒在于上,医反下之,今脉反弦,故名曰虚。

译文

问:患者出现数脉,数脉为有热,应当消谷善饥,却反而出现呕吐的,这是什么原因呢?老师答道:这是因为误用发汗法,损伤阳气,导致正气虚弱,因此出现数脉,此时的数脉属于假热的证候,因此不能消化水谷,这是由于胃阳不足,胃中虚冷的缘故。

脉弦表示里虚,胃中阳气亏虚不足,因此早晨吃的食物,晚上会吐出,就会形成胃反病。这是由于寒邪在上焦,医生却反而误用泻下法,导致出现弦脉,称为虚证。

寸口脉微而数,微则无气,无气则荣虚,荣虚则血不足,血不足则胸中冷。

译文

如果寸口部出现微数的脉象,脉微为气虚,气虚则导致营气虚,营气虚则血不足,血不足则胸中寒冷。

胃反呕吐者,大半夏汤主之。

译文

患者平素脾胃虚寒,运化失司,由于胃气不降而患胃反病,因而出现呕吐的,用大半夏汤主治。

大半夏汤方（虚寒胃反）

药材组成：半夏二升（洗完用），人参三两，白蜜一升。

用法用量：上三味，以水一斗二升，和蜜扬之二百四十遍，煮取二升半，温服一升，余分再服。

功能主治：和胃降逆，补虚润燥。主治虚寒胃反。症见朝食暮吐，暮食朝吐，宿谷不化，伴心下痞满，或冷痛，神疲乏力，大便燥结如羊屎状，舌淡、苔薄白，脉虚缓。

方义方析：方中重用半夏温暖脾胃，燥湿化饮，降逆止呕，通阳散结；人参补益脾胃；白蜜补益中气，缓急和中。

注意事项：原文方后"和蜜扬之二百四十遍"，乃提示要将水与蜜充分搅拌均匀。

三、哕治则及证治

哕而腹满，视其前后①，知何部不利，利之即愈。

注释

①前后：大小便。

译文

患者出现呃逆，腹部胀满的，应当先观察患者的大小便，究竟是大便困难还是小便不通利。如果小便不利的，就应当通利小便，使呃逆痊愈；如果大便不通的，就应当通畅大便，使呃逆痊愈。

干呕哕，若手足厥者，橘皮汤主之。

译文

患者平素因寒邪客于脾胃，胃气上逆，因而出现干呕，呃逆；由于阳气被遏，不能布达于四肢，故手足逆冷的，用橘皮汤主治。

橘皮汤方（胃寒气逆）

药材组成： 橘皮四两，生姜半斤。

用法用量： 上二味，以水七升，煮取三升，温服一升，下咽即愈。

功能主治： 行滞，止呕。主治胃寒气逆呃逆。症见呃声有力，得寒则剧，得温则减，手足厥冷，但动则缓解，伴胃中冷，舌淡、苔薄白，脉弦有力或迟缓。

方义方析： 方中橘皮宣通气机，理脾和胃，燥湿降逆；生姜散寒，除湿，通阳，温中，降逆，止痛。方后云，"下咽即愈"，提示本方具有良好的止呕和止呃作用。

哕逆者，橘皮竹茹汤主之。

译文

患者平素因脾胃虚弱兼又夹杂邪热，导致胃失和降，胃气上逆，因而出现呃逆，用橘皮竹茹汤主治。

橘皮竹茹汤方（气虚挟热）

药材组成： 橘皮二升，竹茹二升，大枣三十枚，生姜半斤，甘草五两，人参一两。

用法用量： 上药六味，以水一斗，煮取三升，温服一升，日三服。

功能主治： 理气降逆，益胃清热。主治气虚挟热呃逆。症见呃声低微而不连续，伴虚烦不安，少气口干，不欲多饮，手足心热，苔薄黄或苔少，脉虚数等。

方义方析： 方中橘皮行气化滞，和胃降逆；竹茹清热和胃，降泄浊气；人参补益脾胃，和畅中气；生姜降逆醒脾和胃；大枣、甘草，益

橘皮原生态

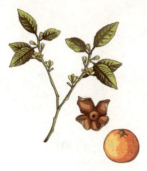

[性味] 苦、辛，温。
[主治] 胸中瘕热、逆气，利水谷，久服去臭，下气。

成品选鉴

常剥成数瓣，基部相连，有的呈不规则的片状，外表面橙红色或红棕色，有细皱纹及凹下的点状油室；内表面浅黄白色，粗糙，附黄白色或黄棕色筋络状维管束。质稍硬而脆。气香，味辛、苦。

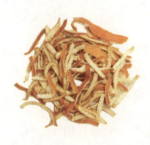

气补中，调理脾胃。诸药相合，以建补气清热，和胃降逆之功。

四、下利脉证、病机及证治

下利，脉沉弦者，下重；脉大者，为未止；脉微弱数者，为欲自止，虽发热不死。

译文

患下利病，脉象沉弦，有里急后重的症状；出现大脉的，表示腹泻尚未停止；脉象微弱而数的，是腹泻将要自行停止的表现，虽然发热，但不会死亡。

下利，寸脉反浮数，尺中自涩者，必清脓血。

译文

患下利病，寸部反而出现浮数的脉象，同时尺部脉涩的，必大便脓血。

夫六腑气绝①于外者，手足寒，上气脚缩②；五脏气绝于内者，利不禁，下甚者，手足不仁。

注释

①气绝：脏腑之气虚衰。
②脚缩：小腿肌肉不时挛急、收引。

译文

六腑的精气衰竭于外，就会出现四肢冰冷，逆气上冲，双脚挛缩的症状；五脏的精气衰竭于内，就会出现腹泻不止的症状，严重的甚至手足麻木。

下利后脉绝，手足厥冷，晬时脉还，手足温者生，脉不还者死。

> **译文**
>
> 患下利病后，脉搏消失断绝，手脚冰凉，经过一昼夜以后，如果脉象还能复出，手脚转为温暖的，则可以治疗；如果脉象不能复还的，属于死证。

下利，有微热而渴，脉弱者，今自愈。

> **译文**
>
> 患下利病，如果全身轻度发热而口渴、脉弱的，病情将会自行痊愈。

下利气者，当利其小便。

> **译文**
>
> 患下利病，而又频频放屁的，用利小便法主治。

下利清谷，不可攻其表①，汗出必胀满。

> **注释**
>
> ①攻其表：发汗解表。

> **译文**
>
> 患者腹泻，大便完谷不化，不可用发汗法，否则，出汗后必然会导致腹部胀满。

下利，脉沉而迟，其人面少赤，身有微热，下利清谷者，必郁冒，汗出而解，患者必微热。所以然者，其面戴阳，下虚故也。

> **译文**
>
> 患下利病，出现沉迟的脉象，面色微红，轻度发热，泻下不能消化的食物，必然会发生眩晕，如果汗出则病情将会痊愈。如果病情不愈的，一定会出现四肢轻度发凉，这是因为阴寒充盛于下，导致浮阳上越的缘故。

下利，手足厥冷，无脉者，灸之不温。若脉不还，反微喘者，死。少阴负趺阳者，为顺也。

下利，脉数，有微热汗出，今自愈；设脉紧，为未解。

下利，脉数而渴者，今自愈。设不差，必清脓血，以有热故也。

下利，脉反弦，发热，身汗者，自愈。

译文

患下利病，如果手足逆冷，无脉的，用灸法治疗后，如果手脚不能变温，脉象不能恢复，反而出现微喘的，属于死证。如果少阴脉比趺阳脉弱小的，属于顺证。

患下利病，出现数脉，如果身体微微发热而出汗的，病情将会自行痊愈；如果出现紧脉，表示病情尚未缓解。

患下利病，出现数脉，而又口渴的，病情将会自行痊愈；如果病情不愈的，必然会下利脓血，这是因为有邪热壅积的缘故。

患下利病，出现弦脉，兼有发热，身上出汗的，表示病情将会自行痊愈。

热利下重者，白头翁汤主之。

译文

患湿热腹泻，由于湿热阻滞气机，肠腑传导失司，通降不利，因而肛门重坠的，用白头翁汤主治。

白头翁汤方（大肠湿热）

药材组成： 白头翁二两三两，黄连三两，黄柏三两，秦皮三两。

白头翁原生态

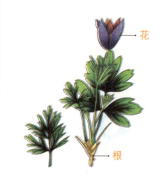

根
[性味] 苦，温，无毒。
[主治] 疟狂寒热，疗金疮。

花
[主治] 疟疾寒热，白秃头疮。

＊成品选鉴

本品呈类圆柱形或圆锥形，表面黄棕色或棕褐色。具不规则纵皱纹或纵沟，皮部易脱落。根头部稍膨大，有白色绒毛，有的可见鞘状叶柄残基。质硬而脆，断面皮部黄白色或淡黄棕色，木部淡黄色。气微，味微苦涩。

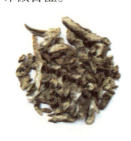

第十七章 呕吐哕下利病脉证治

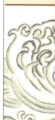

用法用量： 上四味，以水七升，煮取二升，去渣，温服一升，不愈更服。

功能主治： 清热解毒，凉血止痢。主治热毒痢疾。症见腹痛，里急后重，肛门灼热，下痢脓血，赤多白少，渴欲饮水，舌红苔黄，脉弦数。

方义方析： 方中用苦寒而入血分的白头翁为君，清热解毒，凉血止痢；黄连苦寒，泻火解毒，燥湿厚肠，为治痢要药；黄柏清下焦湿热，两药共助君药清热解毒，尤能燥湿治痢，共为臣药；秦皮苦涩而寒，清热解毒而兼以收涩止痢，为佐使药。四药合用，共奏清热解毒、凉血止痢之功。

下利，三部脉皆平，按之心下坚者，急下之，宜大承气汤。
下利，脉迟而滑者，实也。利未欲止，急下之，宜大承气汤。
下利，脉反滑者，当有所去，下乃愈，宜大承气汤。
下利已差，至其年月日时复发者，以病不尽故也，当下之，宜大承气汤（见痉病中）。

患下利病，寸关尺三部的脉象都平和，表示并不是虚寒证；用手按压心窝部感觉坚硬的，表示有实热积滞于肠胃，立即用泻下药物攻下，用大承气汤主治。

患下利病，出现迟滑的脉象，属于实证，如果下利不能停止的，表示有宿食实热停滞不去，立即用泻下药物攻下，用大承气汤主治。

患下利病，反而出现滑脉，表示宿食积滞于内所致，用泻下法，则病可痊愈，用大承气汤主治。

患下利病而已经痊愈，但每年到了当年初次发病的时间又复发的，是病邪并未完全根除的缘故，用泻下药攻下，用大承气汤主治。

下利，便脓血者，桃花汤主之。

患虚寒下利病，大便带脓血的，为脾阳不足，气不固摄所致，用桃花汤主治。

桃花汤方（脾肾阳虚）

药材组成： 赤石脂一斤（一半剉，一半筛末），干姜一两，粳米一升。

用法用量： 上三味，以水七升，煮米令熟，去渣，温服七合，内赤石脂末方寸匕，日三服；若一服愈，余勿服。

功能主治： 涩肠固脱，温中散寒。主治久痢不愈，便脓血。症见色黯不鲜，腹痛喜温喜按，舌质淡、苔白，脉迟弱，或微细。

方义方析： 方中赤石脂涩肠固脱为君；干姜温中祛寒为臣；粳米养胃和中为佐使，助赤石脂、干姜以厚肠胃。诸药合用，共奏涩肠固脱、温中散寒之效。

注意事项： 本方赤石脂用法较特殊，一半剉，一半筛末，且方后强调"内赤石脂末"冲服，是为增强涩肠固脱之效。

下利清谷，里寒外热，汗出而厥者，通脉四逆汤主之。

译文

患者出现水样腹泻，夹杂有不能消化的食物，是因脾肾阳虚，阴寒内盛，不能腐熟所致，故体内有寒，体外有热，如果出汗后而四肢冰凉的，属于阴盛格阳的证候，用通脉四逆汤主治。

通脉四逆汤方（阴寒内盛）

药材组成： 附子大者一枚（生用），干姜三两（强人可四两），甘草二两（炙）。

用法用量： 上三味，以水三升，煮取一升二合，去渣，分温再服。

功能主治： 回阳救逆。主治阴寒内盛下利。症见下利清谷反复发作，腹部喜暖，或兼腹痛，身热不恶寒，面红如妆，冷汗连连，手足厥冷，平素腰膝酸软，形寒畏冷，舌淡嫩、苔白润，脉微欲绝。

方义方析： 方中附子大辛大热，破阴壮阳而复脉；较四逆汤倍用干姜，意在借其辛温之性，守而不走，直捣中焦，发挥温中散寒而止利之效；炙甘草甘温健中益脾。三药合用，相得益彰，功专力宏，共达回阳救逆之功。

下利，腹胀满，身体疼痛者，先温其里，乃攻其表。温里宜四逆汤（见上），攻表宜桂枝汤。

译文

患下利病，由于脾胃虚寒，导致腹部胀满，身体疼痛的，属于表里同病，应当先用温药治其里，之后再治其表。温里用四逆汤，治表用桂枝汤。

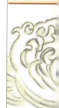

大枣原生态

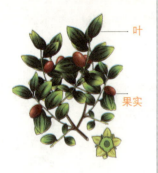

叶

果实

叶
[性味] 甘，温，微毒。
[主治] 覆麻黄，能令出汗。

果实
[性味] 甘，平，无毒。
[主治] 心腹邪气，安中，养脾气，平胃气，通九窍。

✽ 成品选鉴 ✽

本品呈椭圆形或球形，表面暗红色，略带光泽，有不规则皱纹。基部凹陷，有短果梗。外果皮薄，中果皮棕黄色或淡褐色，肉质，柔软，富糖性而油润。果核纺锤形，两端锐尖，质坚硬。气微香，味甜。

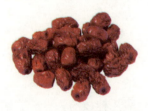

桂枝汤方（表证）

药材组成： 桂枝三两（去皮），芍药三两，甘草二两（炙），生姜三两，大枣十二枚。

用法用量： 上五味，㕮咀。以水七升，微火煮取三升，去渣，适寒温服一升，服已，须臾啜稀粥一升，以助药力。温覆一时许，遍身微汗者为佳，不可令如水淋漓。若一服汗出病差，停后服。

功能主治： 解肌发汗，调和营卫。主治下利表证。症见下利，腹胀满，身痛，鼻鸣干呕，苔白不渴，脉浮缓或浮弱。

方义方析： 方中桂枝散寒解肌为君；芍药敛阴和营为臣；生姜助桂枝解肌祛邪，大枣助芍药和里营，并为佐药；甘草益气和中，调和诸药为使。配合成方，共奏解肌发汗、调和营卫之功。

下利谵语者，有燥屎也，小承气汤主之。

🚩 译文

患下利病，出现胡言乱语，表示有实热积滞，肠内有燥屎内结未除，用小承气汤主治。

小承气汤方（实热积滞）

药材组成： 大黄四两，厚朴二两（炙），枳实大者三枚（炙）。

用法用量： 上药三味，以水四升，煮取一升二合，去渣，分温二服（得利则止）。

功能主治： 轻下热结，除满消痞。主治实热积滞下利。症见谵语，大便秘结，舌苔黄，脉滑数。

方义方析： 方中大黄泻热通便；厚朴行气

散满；枳实破气消痞。诸药合用，可以轻下热结，除满消痞。

下利后更烦，按之心下濡者，为虚烦也，栀子豉汤主之。

译文

患下利后，由于热邪内扰，因而虚烦不安，用手按压心窝部时感觉柔软，表示并无有形的实邪停滞，属于虚烦，用栀子豉汤主治。

栀子豉汤（下利虚烦）

药材组成：栀子十四枚，香豉四合（绵裹）。
用法用量：以水四升，先煮栀子，得二升半，内豉，煮取一升半，去渣，分二服，温进一服，得吐则止。
功能主治：清热除烦。主治利后虚烦。症见身热懊恼，虚烦不得眠，胸脘痞闷，按之软而不痛，嘈杂似饥，但不欲食，舌质红、苔微黄，脉数。
方义方析：方中栀子味苦性寒，泄热除烦，降中有宣；香豉体轻气寒，升散调中，宣中有降。二药相合，共奏清热除烦之功。

下利肺痛，紫参汤主之。

译文

患者腹泻而感到肺部疼痛的，由于肺与大肠为表里脏腑，属于大肠湿热传变至肺所致，用紫参汤主治。

紫参汤方（下利腹痛）

药材组成：紫参半斤，甘草三两。
用法用量：以水五升，先煮紫参，取二升，内甘草，煮取一升半，分温三服（疑非仲景方）。
功能主治：清热祛湿，安中止利。主治下利，里急后重，或胸痛，或腹痛。
方义方析：方中紫参清热解毒，凉血散结，止利除湿；甘草清热解毒，益气和中，缓急止痛。

气利①，诃黎勒散主之。

注 释

①气利：下利滑脱，大便随屎气排出。

译文

患者腹泻下利，大便随屎气而排出的，是脾胃虚寒、气机下陷、不能固摄所致，用诃黎勒散主治。

诃黎勒散方（气利）

药材组成：诃黎勒十枚（煨）。
用法用量：上一味，为散，粥饮和，顿服。
功能主治：涩肠止泻。主治虚寒性肠滑气利。症见利下无度，滑脱不禁，伴四肢困乏或不温，倦怠，精神萎靡，胃脘痞满或冷痛，恶心呕吐，舌淡、苔薄白，脉沉细弱或沉缓弱。
方义方析：方中诃子煨用有涩肠固脱之效，以粥饮和服，能助益中气。

诃黎勒（诃子）原生态

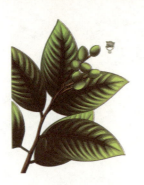

[性味] 苦、酸、涩，平。
[主治] 破胸脯结气，止水道，黑髭发。

＊成品选鉴＊

本品为长圆形或卵圆形，表面黄棕色或暗棕色，有 5～6 条纵棱线及不规则的皱纹。果肉厚黄棕色或黄褐色。果核浅黄色，粗糙，坚硬。种子狭长纺锤形种皮黄棕色，子叶 2，白色，相互重叠卷旋。无臭，味酸涩后甜。

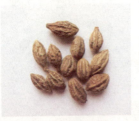

第十八章

疮痈肠痈浸淫病脉证并治

第十八章 疮痈肠痈浸淫病脉证并治

一、疮痈脉证并治

诸浮数脉，应当发热，而反洒淅恶寒，若有痛处，当发其①痈。

注释

①其：语助词，无意义。

译文

各类属于浮数的脉象，应当兼有发热的症状，但是患者却反而怕冷，像被冷水浇在身上一般，此时身上若有疼痛的部位，此处就会发生痈肿。

师曰：诸痈肿，欲知有脓无脓，以手掩肿上，热者为有脓，不热者为无脓。

译文

老师说：要分辨各种痈肿是否有脓的方法，是将手按在患处上，有热感的，表示有脓；没有热感的，表示无脓。

二、肠痈脉证并治

肠痈者，少腹肿痞，按之即痛，如淋，小便自调，时时发热，自汗出，复恶寒。其脉迟紧者，脓未成，可下之，当有血。脉洪数者，脓已成，不可下也。大黄牡丹汤主之。

译文

患肠痈病，少腹部肿胀痞硬，按压时疼痛牵引到阴部，像淋病一般，小便正常，时常发热，自汗出，又复畏寒怕冷。如果出现迟而紧的脉象，表示痈脓尚未形成，用泻下法主治。服药后，大便应当出现黑色，表示瘀血由大便排出。如果脉象洪数的，则表示痈脓已经形成，就不能用泻下法。用大黄牡丹汤主治。

大黄牡丹汤方（肠痈脓未成）

药材组成： 大黄四两，牡丹皮一两，桃仁五十枚，瓜子半升，芒硝三合。

用法用量： 上五味，以水六升，煮取一升，去渣，内芒硝，再煎沸，顿服之，有脓当下；如无脓，当下血。

功能主治： 泻热破瘀，散结消痈。主治肠痈初起，右少腹疼痛拒按，甚则局部有痞块，发热恶寒，自汗出，或右足屈而不伸，苔黄腻，脉滑数者。

方义分析： 方中大黄清热解毒，祛瘀通便；牡丹皮凉血散瘀；芒硝助大黄清热解毒，泻下通便；桃仁活血化瘀；冬瓜子排脓散结。五味合用，共奏泻热逐瘀，散结消痈之功。

肠痈之为病，其身甲错，腹皮急，按之濡，如肿状，腹无积聚，身无热[①]，脉数，此为腹内有痈脓，薏苡附子败酱散主之。

注释

①身无热：阳气不足，正不盛邪之证。

译文

患肠痈病，全身肌肤粗糙得像鳞甲一般，腹部皮肤拘急，按压时则柔软好像肿胀一般，

牡丹原生态

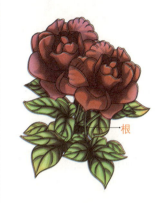

根

[性味] 苦、辛，微寒。
[主治] 寒热，中风瘛疭、痉、惊痫邪气，除癥坚瘀血留舍肠胃，安五脏，疗痈疮。

＊成品选鉴＊

本品呈筒状或半筒状，有纵剖开的裂缝，外表面灰褐色或黄褐色，内表面淡灰黄色或浅棕色。质硬而脆，易折断，断面较平坦，淡粉红色，粉性。气芳香，味微苦而涩。

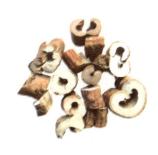

第十八章　疮痈肠痈浸淫病脉证并治

但并无积聚肿块，同时身体不发热却兼有数脉的，这是因为肠内有痈脓的缘故，用薏苡附子败酱散主治。

薏苡附子败酱散方（肠痈脓已成）

药材组成： 薏苡仁十分，附子二分，败酱五分。

用法用量： 上三味，杵为粗末，取方寸匕，以水二升，煎减半，顿服，小便当下。

功能主治： 利湿排脓，破血消肿。主治肠痈内已成脓。症见肌肤粗糙如鳞甲，腹皮紧张，但按之濡软不硬，发热不明显，脉数无力。

方义方析： 方中重用薏苡仁利湿排脓，轻用附子扶助阳气，以散寒湿，佐以败酱破瘀排脓。配合成方，共奏利湿排脓、破血消肿之功。

三、金疮脉证并治

问曰：寸口脉浮微而涩，然当亡血，若汗出，设不汗者云何？答曰：若身有疮，被刀斧所伤，亡血故也。

问：如果寸口部出现浮微而涩的脉象，原本应当出现吐血、下血等失血，以及汗出的症状，如果没有出汗，这是什么原因呢？答：这是因为身上有金疮，是被刀斧砍伤而失血的缘故。

病金疮，王不留行散主之。

治疗被刀斧等所伤而导致的金疮病，用王不留行散主治。

王不留行散方（血脉瘀阻）

药材组成： 王不留行十分（八月八日采），蒴藋细叶十分（七月七日采），桑东南根白皮十分（三月三日采），甘草十八分，川椒三分（除目及闭口，去汗），黄芩二分，干姜二分，芍药二分，厚朴二分。

用法用量： 上九味，桑根皮以上三味烧灰存性，勿令灰过；分别杵筛，合治之为散，服方寸匕。小疮即粉之，大疮但服之，产后亦可服。如风寒，桑东根勿取之。前三物皆阴干百日。

功能主治： 消瘀止血镇痛。主治刀剑金疮。症见局部有伤口不愈合，疼痛，入夜发热，患处多伴有渗出，舌脉或正常，或见舌质偏黯，脉细。

方义方析： 方中王不留行祛瘀活血，消除肿痛，通畅脉络；蒴藋细叶行血通经，消瘀化凝；桑白皮续绝脉、愈伤口；三味烧灰存性，取入血止血之意；黄芩、芍药清血热；川椒、干姜、厚朴温运血脉，利气行滞；甘草补中生肌，调和诸药。此寒温相配，气血兼顾，外用内服皆可。

注意事项： 在使用时，局部损伤较小的，用粉剂外用以止血定痛即可；若损伤较大，出血较多，又当以内服为主，收效更好。

排脓散方（金疮成脓）

药材组成： 枳实十六枚，芍药六分，桔梗二分。

用法用量： 上三味，杵为散，取鸡子黄一枚，以药散与鸡子黄相等，揉和令相得，饮和服之，日一服。

功能主治： 解毒排脓，行气活血。主治受金刃外伤后，患处成脓，红、肿、热、痛，按之波动感，舌红苔黄，脉滑数或弦数。

方义方析： 方中枳实苦寒清热，理气调血，消痈排脓；芍药泻血中瘀热，祛瘀而生新；桔梗宣达气机。鸡子黄顾护胃气而和中气。

王不留行原生态

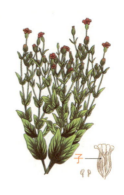

子

[性味] 苦，平，无毒。
[主治] 金疮止血，逐痛出刺，除风痹内塞。

★成品选鉴

本品呈球形，表面黑色，少数红棕色，略有光泽，有细密颗粒状突起，一侧有一凹陷的纵沟。质硬。胚乳白色，胚弯曲成环。气微，味微涩、苦。

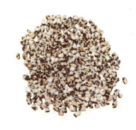

第十八章 疮痈肠痈浸淫病脉证并治

排脓汤方（脓毒兼营卫失和）

药材组成： 甘草二两，桔梗三两，生姜一两，大枣十枚。

用法用量： 上四味，以水三升，煮取一升，温服五合，日再服。

功能主治： 清热解毒，消肿排脓，兼以调和营卫。主治肺痈、喉痈、喉痹，脓成初溃，咯吐脓血腥臭，或咯血，恶寒身热，烦渴喜饮，舌质微红、苔白薄或黄薄，脉数。

方义方析： 方中桔梗入肺消痰排脓，为君药；臣以甘草解毒除热，配合桔梗以奏排脓消肿解毒之效；佐以生姜、大枣调和营卫。四药合用，对于上部痈脓，微有寒热者，较为适宜。

四、浸淫疮证治

浸淫疮，从口流向四肢者，可治；从四肢流来入口者，不可治。

浸淫疮这种病，从口部向四肢蔓延的可治，从四肢向口部蔓延的不易治。

浸淫疮，黄连粉主之（方未见）。

患浸淫疮病，用黄连粉主治。

黄连粉方

药材组成： 黄连一两（编者注：原方无剂量，此乃编者所加）。

制法用法： 为粉外敷之，甚者亦可内服之。

功能主治： 清热燥湿，解毒止痒。主治浸淫疮，初起如疥，病灶范围很小，先痒后痛，伴有黄色分泌物。舌质红、苔黄腻，脉无定体。

方义方析： 方中黄连清心泻热，燥湿解毒，善于治疗毒热在肌肤营卫脏腑。

第十九章

趺蹶手指臂肿转筋阴狐疝蛔虫病脉证治

一、趺蹶证治

师曰：病趺蹶①，其人但能前，不能却，刺腨②入二寸，此太阳经伤也。

注释

①趺蹶：足背强直，后跟不能落地，只能向前走，而不能后退，这是因为寒湿滞于下，伤及足太阳经脉的缘故。

②腨：小腿肚，是太阳经络所过之处。

译文

老师说：患趺蹶病，患者只能向前行走，不能往后退，这是因为太阳经遭受损伤的缘故，可取小腿肚的穴位用针灸来治疗，针刺二寸深。

二、手指臂肿证治

病人常以①手指臂肿动，此人身体瞤瞤者，藜芦甘草汤主之（未见）。

注释

①常以：时常。

译文

患者经常出现手指与臂部肿胀抽动，并且身体筋肉跳动的，用藜芦甘草汤主治（未见）。

三、转筋脉证并治

转筋之为病,其人臂脚直,脉上下行,微弦。转筋入腹①**者,鸡屎白散主之。**

注释

①转筋入腹:筋痛自两腿牵引少腹。

译文

转筋这种病,患者的四肢强直,脉象直上直下、微弦,转筋牵引到腹部的,用鸡屎白散主治。

鸡屎白散

药材组成:鸡屎白。
用法用量:上为散,取方寸匕,以水六合,和,温服。
功能主治:化湿缓急,清热存阴。主治转筋。症见肌肉抽搐,四肢劲急强直,两腿牵引疼痛,不能屈伸,甚则牵引少腹作痛,或时有手足心热,口干口苦,烦躁,舌红少苔或薄黄少津,脉象弦。
方义方析:方中鸡屎白泄热存阴,益阴和脉,缓急止挛,通利小便。药虽一味,可以达化湿缓急,清热存阴之效。

四、阴狐疝证治

阴狐疝①**气者,偏有小大,时时上下,蜘蛛散主之。**

注释

①狐疝:疝气的变化多而不可测,像传说中"狐"一样,故名。

译文

患阴狐疝气病,两侧阴囊一侧大,一侧小,有时在上面,有时在下面,用蜘蛛散主治。

蜘蛛散方

药材组成: 蜘蛛十四枚(熬焦),桂枝半两。
用法用量: 上二味,为散,取八分一匕,饮和服,日再服,蜜丸亦可。
功能主治: 破结行气,温肝散寒。主治阴狐疝气。症见阴囊一边小,一边大,时上时下,卧则入腹,立则下囊中,阴冷胀痛,痛引少腹,或伴恶寒发热,微汗,舌淡、苔薄白,脉弦迟或浮紧。
方义方析: 方中蜘蛛破除结滞,疏通经气,通达阳气,以疗狐疝;桂枝散肝寒,制阴狐(即阴囊收缩),通筋脉。
注意事项: 蜘蛛有毒,用之宜慎。临证使用何种蜘蛛为宜?近人提出宜用大黑蜘蛛,而不可用花蜘蛛。

五、蛔虫病脉证并治

问曰:病腹痛有虫,其脉何以别之?师曰:腹中痛,其脉当沉,若弦,反洪大,故有蛔虫。

译文

问:患腹痛病,如何根据脉象来分辨是一般的腹痛,还是由寄生虫所引起的腹痛呢?老师答道:一般性腹痛应当出现沉弦的脉象,如果反而出现洪大的脉象,就表示是由蛔虫所引起。

蛔虫之为病，令人吐涎，心痛，发作有时，毒药不止①，甘草粉蜜汤主之。

注释

①毒药不止：用过多种驱虫毒药，不能制止。

译文

患蛔虫病，口吐清水，心窝部疼痛，发作有一定的时间，用杀虫药治疗而无效的，用甘草粉蜜汤主治。

甘草粉蜜汤方

药材组成： 甘草二两，粉一两，蜜四两。
用法用量： 上三味，以水三升，先煮甘草，取二升，去渣，内粉、蜜，搅令和，煎如薄粥，温服一升，瘥即止。
功能主治： 和中止痛，诱杀蛔虫。主治蛔虫病。症见蛔虫内扰，脘腹疼痛，时作时止，痛甚则吐清水，舌淡红、苔薄白，或舌边尖有虫斑，脉紧或沉迟。
方义方析： 甘草缓急而止痛，味甘而诱虫以动；蜜甘缓而益中，与甘草相用，以使虫体得甘而食之。关于本方中的"粉"，过去有两种解释：一说是铅粉，为杀虫峻药；一说是米粉，为和中养胃之品。如治蛔虫病，可用铅粉；蛔痛屡服杀虫剂而痛未解，则用米粉。三者相互为用，以奏和中止痛、诱杀蛔虫之效。
注意事项： 铅粉有毒，用时宜慎，若虫体得下，即当停止服用。

蛔厥者，当吐蛔。今病者静而复时烦，此为脏寒，蛔上入膈，故烦。须臾复止，得食而呕，又烦者，蛔闻食臭出，其人常自吐蛔。蛔厥者，乌梅丸主之。

译文

患蛔厥病的人，应当吐出蛔虫，如今患者安静而又时常烦躁，表示内脏虚寒，蛔虫上入于胸膈，因而烦躁；等过一会儿则烦躁就会停止；如果进食后就呕吐，又烦躁的，这是因为蛔虫闻到饮食的气味后上窜，导致患者自行吐出蛔虫。患蛔厥病，用乌梅丸主治。

乌梅原生态

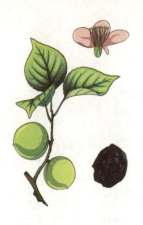

[性味]酸,温、平,涩,无毒。
[主治]下气,除热烦满,安心,止肢体痛,偏枯不仁,死肌,去青黑痣,蚀恶肉(《神农本草经》)。

★ 成品选鉴 ★

本品呈类球形或扁球形,表面乌黑色或棕黑色,皱缩不平,基部有圆形果梗痕。果核坚硬,椭圆形,棕黄色,表面有凹点;种子扁卵形,淡黄色。气微,味极酸。

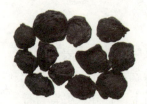

乌梅丸方

药材组成: 乌梅三百枚,细辛六两,干姜十两,黄连一斤,当归四两,附子六两(炮),川椒四两(去汗),桂枝六两,人参六两,黄柏六两。

制法用法: 上十味,各捣筛,混合和匀;以苦酒渍乌梅一宿,去核,蒸于米饭下,饭熟捣成泥,和药令相得,纳臼中,与蜜杵二千下,丸如梧桐子大。先食饮服十丸,三服,稍加至二十丸。禁生冷滑臭等食。

功能主治: 温脏补虚,泻热安蛔。主治蛔厥证。症见脘腹阵痛,烦闷呕吐,时发时止,得食则吐,甚至吐蛔,手足厥冷,或久痢不止,反胃呕吐,脉沉细或弦紧。

方义方析: 本方所治蛔厥,是因胃热肠寒,蛔动不安所致。蛔虫得酸则静,得辛则伏,得苦则下,故方中重用乌梅味酸以安蛔,配细辛、干姜、桂枝、附子、川椒辛热之品以温脏驱蛔,黄连、黄柏苦寒之品以清热下蛔;更以人参、当归补气养血,以顾正气之不足。全方合用,具有温脏安蛔,寒热并治,邪正兼顾之功。

第二十章 妇人妊娠病脉证并治

一、妊娠的诊断与调治

师曰：妇人得平脉①，阴脉②小弱，其人渴，不能食，无寒热，名妊娠，桂枝汤主之（方见利中）。于法六十日当有此证，设有医治逆者，却一月，加吐下者，则绝之。

注释

①平脉：平和无病之脉。
②阴脉：尺脉。

译文

老师说：妇人出现平和的脉象，只有尺部的脉象稍弱，口渴，不能进食，没有恶寒发热，这是妊娠的反应，用桂枝汤主治。通常在妊娠六十日内会出现这些症状，假设治疗不当，如在一个月的时候加有吐泻的现象，则应停药。

二、胎症的鉴别与治疗

妇人宿有癥病，经断未及三月，而得漏下不止，胎动在脐上者，为癥痼害。妊娠六月动者，前三月经水利时，胎。下血者，后断三月衃①也。所以血不止者，其癥不去故也。当下其癥，桂枝茯苓丸主之。

注释

①衃：一般指色紫而暗的瘀血。

译文

妇人平素患有积病，停经不足三个月，出现子宫出血断续不止，自觉在脐上有胎动的，这是由于积病造成的。如果在停经前三个月的月经正常，停经六个月后才感觉胎动的，才是胎儿。假如停经前三个月，月经一直紊乱，在停经后三个月，又出现漏下晦暗的瘀血，这是积病而不是胎儿。之所以会出血不止，是因为积病未除的缘故，用泻下法攻其积，以桂枝茯苓丸主治。

桂枝茯苓丸方

药材组成：桂枝、茯苓、牡丹皮（去心）、桃仁（去皮尖，熬）、芍药各等分。

制法用法：上药五味，研末，炼蜜为丸，如兔屎大，每日食前服一丸。不知，加至三丸。

功能主治：活血化瘀，缓消癥块。主治妇人素有癥病史，常见小腹疼痛，或有包块；经行异常，闭经数月又漏下不止；停经不到三个月，便觉脐上有跳动感，但胞宫未按月增大；舌质紫暗或边尖有瘀点，脉涩。

方义方析：方中桂枝温阳通脉，芍药养血和营，桃仁破血消癥，牡丹皮活血散瘀，茯苓益气养心。以蜜为丸，取其渐消缓散之义。

注意事项：方后注指出的服药量，提示本方用于癥病漏下不止时，药量宜轻，以免量大力猛，导致崩中，因本方毕竟属于化瘀消癥之剂。

三、妊娠证治

妇人怀娠六七月，脉弦发热，其胎愈胀，腹痛恶寒者，少腹如扇[1]。所以然者，子脏[2]开故也，当以附子汤温其脏（方未见）。

注 释

①少腹如扇：少腹有冷如风吹的感觉。
②子脏：子宫。

译 文

妇人怀孕至六七个月时，出现脉弦、发热，自觉腹胀加重，腹部疼痛，怕冷，少腹部好像被扇子扇风一般寒冷的,这是子宫大开的缘故,用附子汤温暖子宫。

妇人怀妊,腹中㽲痛①,当归芍药散主之。

注释

①㽲痛:"㽲"读jiǎo音,指腹中急痛;"㽲"读xiǔ音,指腹中绵绵作痛。

译文

妇人怀孕后,出现腹中绵绵而痛(急痛)的,用当归芍药散主治。

当归芍药散方(肝脾失调)

药材组成: 当归三两,芍药一斤,茯苓四两,白术四两,泽泻半斤,芎䓖半斤(一作三两)。

制法用法: 上六味,杵为散。取方寸匕,酒和,日三服。

功能主治: 养血调肝,渗湿健脾。主治妇人妊娠腹痛。症见腹中拘急作痛,伴头昏,面唇少华,或伴心悸怔忡,月经量少,色淡,甚至闭经,纳少体倦,面浮或下肢微肿,小便不利,舌淡、苔白腻或薄腻,脉弦细。

方义方析: 方中重用芍药以敛肝止痛,白术、茯苓健脾益气,合泽泻淡渗利湿,佐当归、芎䓖(川芎)调肝养血。诸药合用,共奏肝脾两调,补虚渗湿之功。

师曰:妇人有漏下者,有半产后因续下血都不绝者,有妊娠下血者。假令妊娠腹中痛,为胞阻,胶艾汤主之。

译文

老师说:妇人子宫出血,通常会有三种情况:一是月经淋漓不断地下血,二是小产后出血不止,三是怀孕期间阴道出血。如果怀孕后又出现腹部疼痛的,属于胞阻病,用胶艾汤主治。

芎归胶艾汤方(妊娠胞阻)

药材组成: 芎䓖二两,阿胶二两,甘草二两,艾叶三两,当归三两,芍药四两，干地黄六两。

用法用量： 上七味，以水五升，清酒三升，合煮取三升，去渣，放入阿胶，用微火熬化，温服一升，日三服。如病未愈，可照上法炮制再服。

功能主治： 养血止血，调经安胎。主治妊娠胞阻。症见妊娠下血，所下之血色多浅淡，或黯淡，质清稀，腹中疼痛，伴头晕、目眩、神疲体倦，舌淡，脉细。

方义方析： 方中阿胶补血滋阴，安胎止血，艾叶温经止血，安胎止痛，共为君药；当归、芍药、地黄、芎䓖（川芎）即后世之四物汤，养血和血，调补冲任，均为臣佐药；甘草健脾和中，配芍药缓急止痛，合阿胶善于止血。诸药配合，以养血止血为主，兼能调经安胎。

妊娠呕吐不止，干姜人参半夏丸主之。

译文

如果妇人怀孕呕吐不止的，用干姜人参半夏丸主治。

干姜人参半夏丸方（妊娠恶阻）

药材组成： 干姜一两，人参一两，半夏二两。

制法用法：上三味，末之，以生姜汁糊为丸，如梧桐子大，饮服十丸，日三服。

功能主治： 温中散寒，化饮降逆。主治妇人妊娠呕吐不止。症见呕吐物为清水或涎沫，口不渴，或渴，喜热。

方义方析： 方中干姜温脾胃而散寒，暖中阳而纳运；人参补益脾胃；半夏醒脾胃而理气机，降逆止呕；生姜汁温胃散寒化饮，降逆和中。

艾原生态

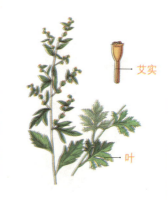

艾实

叶

叶
[性味] 苦，微温，无毒。
[主治] 灸百病。

艾实
[性味] 苦，辛，热，无毒。
[主治] 明目。

＊成品选鉴＊

本品多皱缩、破碎，有短柄。完整叶片展平后呈卵状椭圆形，羽状深裂，裂片椭圆状披针形，边缘有不规则的粗锯齿；上表面灰绿色或深黄绿色，有稀疏的柔毛及腺点；下表面密生灰白色绒毛。质柔软。气清香，味苦。

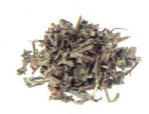

第二十章　妇人妊娠病脉证并治

四药合用，共奏温中散寒、化饮降逆之功。

妊娠小便难，饮食如故，归母苦参丸主之。

译文

如果妇人怀孕后，小便不通利，饮食正常的，用当归贝母苦参丸主治。

当归贝母苦参丸方（妊娠小便难）

药材组成： 当归四两，贝母四两，苦参四两。

制法用法： 上三味研为细末，炼蜜为丸，如小豆大，饮服三丸，加至十丸。

功能主治： 养血开郁，清热除湿。主治妊娠小便难。症见小便短黄涩痛，或尿频尿急，小腹胀痛，舌红、苔黄或薄黄，脉细数。

方义方析： 方中当归补血养血，活血行血，润燥滋阴；贝母清热开郁散结，降泄湿热；苦参清热燥湿，逐水通小便。诸药合用，使血得濡养，热郁得开，湿热得除，水道通调，则小便自利。

注意事项： 妊娠小便难，虽与湿热有关，但不可通利太过。因孕后阴血下聚胞中养胎，全身阴血相对不足，若渗利太过，不仅耗伤津血，还恐引起滑胎。

妊娠有水气，身重，小便不利，洒淅恶寒，起即头眩，葵子茯苓散主之。

译文

妇人怀孕期间，脸部、遍身浮肿，身体沉重，小便短少，怕冷，寒战，像是被水泼洒一般，站立时感到头晕的，用葵子茯苓散主治。

贝母原生态

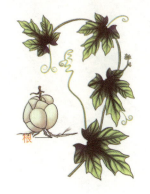

根

根

[性味] 辛，平，无毒。
[主治] 伤寒烦热，淋漓邪气疝瘕，喉痹乳难，金疮风痉。

★成品选鉴★

呈类圆锥形或近球形，表面类白色。顶端较尖，中间微凹入，光滑。质硬而脆，断面白色，粉性。气微，味微苦。

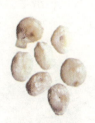

葵子茯苓散方（妊娠水肿）

药材组成： 葵子一斤，茯苓三两。

制法用法： 上二味，杵为散，饮服方寸匕，日三服，小便利则愈。

功能主治： 通窍利水。主治妊娠水肿，身重，伴洒淅恶寒，起则头眩，小便不利，舌淡、苔白润，脉沉滑或弦滑有力。

方义方析： 方中葵子，又名冬葵子，性滑利，擅通窍，配以茯苓健脾利水，而且以米饮调服，既可养胃扶正，亦可防冬葵子之过于滑利。

注意事项： 冬葵子，后世列为妊娠慎用药。临床用须谨慎，一是服药量不可太大。原方虽用一斤，但每次只服方寸匕。二是不可久服，中病即止，以免造成滑胎。

妇人妊娠，宜常服当归散主之。

译文

妇人怀孕，应当经常服用当归散。

当归散方（血虚湿热）

药材组成： 当归一斤，黄芩一斤，芍药一斤，芎䓖一斤，白术半斤。

制法用法： 上药杵为散，酒饮服方寸匕，日再服。妊娠常服即易产，胎无疾苦，产后百病悉主之。

功能主治： 养血健脾，清热安胎，主治妊娠胎动不安。症见胎动下坠或妊娠下血，或腹痛，或曾经半产，伴头昏，神疲肢倦，口干口苦，纳少，面黄形瘦，大便或结或溏，舌尖微红或苔薄黄，脉细滑。

冬葵原生态

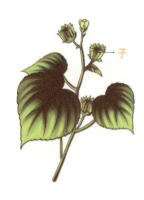

子

[性味] 甘、涩，凉。
[主治] 利尿通淋，下乳，润肠。

★ 成品选鉴 ★

本品呈圆形扁平的橘瓣状，或微呈肾形，细小，较薄的一边中央，凹下，外表为棕黄色的包壳（果皮），具环形细皱纹，搓去皮壳后，种子嗣于棕褐色。质坚硬，破碎后微有香味。

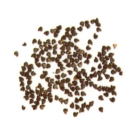

方义方析： 方中当归、芍药补肝养血，合芎䓖（川芎）能舒气血之滞；白术健脾补气，黄芩坚阴清热。合而用之，可奏养血健脾、清热安胎之效。

妊娠养胎，白术散主之。

怀孕期间养胎，宜用白术散主治。

白术散方（脾虚寒湿）

药材组成： 白术四分，芎䓖四分，蜀椒三分（去汗），牡蛎二分。

制法用法： 上四味，杵为散，酒服一钱匕，日三服，夜一服。但苦痛，加芍药；心下毒痛，倍加芎䓖（川芎）；心烦吐痛，不能食饮，加细辛一两，半夏大者二十枚。服之后，更以醋浆水服之。若呕，以醋浆水服之；后不解者，小麦汁服之。已后渴者，大麦粥服之。病虽愈，服之勿置。

功能主治： 健脾养胎，温中祛寒。主治胎动不安。症见小腹下坠感，或腰酸腹痛，甚至阴道有少量下血，恶心、呕吐，纳少便溏，体倦乏力，带下量多，舌质淡、苔白润或白腻或白滑，脉沉细或沉弱或缓滑。

方义方析： 方中白术健脾除湿，川芎和肝舒气，二者相伍，又能健脾养血安胎；蜀椒温中散寒，牡蛎收敛固涩，二者合用，又可降逆固胎。诸药合而用之，共收温中祛寒、健脾安胎之功。

第二十一章 妇人产后病脉证治

一、产后常见三病证治

问曰：新产妇人有三病，一者病痉，二者病郁冒[1]，三者大便难，何谓也？师曰：新产血虚，多汗出，喜中风，故令病痉；亡血复汗，寒多，故令郁冒；亡津液，胃燥，故大便难。

注释

[1]郁冒：头昏眼花，郁闷不舒。

译文

问：刚生产后的妇女，通常会患三种病，一是痉病，二是郁冒，三是大便困难，这是什么原因呢？老师答道：由于刚生产后血液亏虚不足，出汗又多，容易感受风邪而形成痉病；产后失血多，又因汗多亡阳，容易感受寒邪，所以形成郁冒；产后失血、汗多，严重耗损津液，导致胃中干燥，因此大便困难。

产妇郁冒，其脉微弱，不能食，大便反坚，但头汗出。所以然者，血虚而厥[1]，厥而必冒，冒家欲解，必大汗出。以血虚下厥，孤阳上出[2]，故头汗出。所以产妇喜汗出者，亡阴血虚，阳气独盛，故当汗出，阴阳乃复。大便坚，呕不能食，小柴胡汤主之（方见呕吐中）。

注释

[1]厥：上逆。
[2]孤阳上出：阳气独盛。

译文

产妇患郁冒病，脉象微弱，呕吐，不能进食，大便反而坚硬，只有头部出汗，这些症状主要是由于产后血虚，血虚导致阳气逆上，阳气上逆则昏厥，如果能使全身汗出，则昏厥的症状就会缓解。由于血虚阴亏，阳气独盛，以致孤阳上出，挟着津液外泄，因此只有头部汗出。产妇之所以容易出汗，主要是由于阴亏血虚，阳气偏盛，治疗时必须使全身出汗，使过盛的阳气随汗而出，以调和阴阳。如果大便干结，呕吐，不能进食的，用小柴胡汤主治（方见呕吐中）。

病解能食，七八日更①发热者，此为胃实，大承气汤主之。

注释

①更：又。

译文

如果用小柴胡汤治疗后，郁冒病缓解，也能进食，但过了七八天后又出现发热的，属于胃实证，用大承气汤主治。

二、产后腹痛证治

产后腹中㽲痛，当归生姜羊肉汤主之（见寒疝中），并治腹中寒疝，虚劳不足。

译文

妇人产后，腹中绵绵作痛，用当归生姜羊肉汤主治（见寒疝中），此方还可以治疗腹中寒疝气痛，以及虚劳不足之证。

产后腹痛，烦满不得卧，枳实芍药散主之。

译文

产后出现腹部疼痛，心烦，胸满，不能安卧的，用枳实芍药散主治。

枳实芍药散方（气血郁滞型腹痛）

药材组成： 枳实（烧令黑，勿大过）、芍药各等分。

制法用法： 上二味，杵为散，服方寸匕，日三服，并主痈脓，以麦粥下之。

功能主治： 破气散结，和血止痛。主治产后腹痛。症见小腹胀痛，按之加剧，恶露色黯不畅，心烦腹满不得安卧，或见胁肋胀痛，烦躁易怒，舌质淡红、苔薄白，脉沉弦或弦涩。

方义方析： 方中枳实泻肝之逆气，散肝之气郁，清肝之郁热，理肝之血滞；芍药敛阴破血，养血柔肝缓急；大麦粥益脾气，和胃气。三药合用，使气血宣通，则满痛心烦诸证自解。

注意事项： 方后注要求服"方寸匕"，说明药少量轻，病情不重，意在缓治；若病情急重，则本方效力显不足。

师曰：产妇腹痛，法当以枳实芍药散。假令不愈者，此为腹中有干血着脐下，宜下瘀血汤主之，亦主经水不利。

译文

老师说：产妇腹部疼痛，原本应当用枳实芍药散主治。如果服药后腹痛不能缓解，这是由于腹中有瘀血停滞于肚脐下部，用下瘀血汤主治，此方也可用于治疗瘀血所致的月经不调。

下瘀血汤方（瘀血内结腹痛）

药材组成： 大黄二两、桃仁二十枚、䗪虫二十枚（熬，去足）。

制法用法： 上三味，末之，炼蜜和为四丸，以酒一升，煎一丸，取八合顿服之，新血下如豚肝。

功能主治： 破血逐瘀。主治产妇瘀阻腹痛。症见产后脐下小腹或少腹部位疼痛拒按，或呈刺痛，痛甚于胀，恶露紫黯有块，量少不行，甚或恶露不下，兼有口唇干燥，大便秘结，舌淡红偏黯。

方义方析： 方中桃仁破血通经，下瘀血，善疗胞中瘀血或血行不畅；大黄活血化瘀，荡涤瘀血；䗪虫（土鳖虫）破瘀通络，下瘀血，利血气。三味相合，破血之力颇猛，为防伤正，用蜜为丸，是缓其性而不使骤发，又可润燥；酒煎是取其引入血分，直达病所。

产后七八日，无太阳证，少腹坚痛，此恶露[1]不尽。不大便，烦躁发热，切脉微实，再倍发热，日晡时烦躁者，不食，食则谵语，至夜即愈，宜大承气汤主之（方见痉病中）。热在里，结在膀胱[2]也。

注释

①恶露：分娩时流出的瘀血。
②膀胱：这里泛指下焦。

译文

妇人产后七八天，没有出现太阳表证，却出现小腹部坚硬疼痛的症状，这是由于恶露不尽，瘀血停滞于子宫所致。如果兼有不能大便，烦躁发热，脉象微实，在下午三四点钟时，烦躁发热更加严重，不能进食，食后则胡言乱语，到了夜晚就好转的，用大承气汤主治（方见痉病中）。这是由于邪热停滞于内，壅结在膀胱所致。

三、产后阳虚中风证治

产后风[1]，续之数十日不解，头微痛，恶寒，时时有热，心下闷，干呕汗出，虽久，阳旦证续在耳，可与阳旦汤（即桂枝汤，方见下利中）。

注释

①风：中风。

译文

产后中风，发热，妇人在生产后，感受风邪，病情拖延数十天仍不好，出现轻微头痛，怕冷，时常发热，心窝处痞闷，干呕、汗出，病情虽然迁延很久，

竹叶原生态

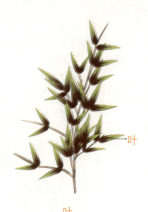

叶

[性味]甘淡,寒。
[主治]胸中痰热,咳逆上气。

★ 成品选鉴

叶呈狭披针形,先端渐尖,基部钝形,边缘之一侧较平滑,另一侧具小锯齿而粗糙;叶面深绿色,无毛,背面色较淡,基部具微毛;质薄而较脆。气弱,味淡。

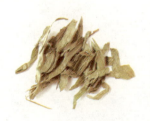

但仍停留在太阳中风证,此时仍然可以服用阳旦汤(即桂枝汤,方见下利中)治疗,以解表散寒,调和营卫。

产后中风,发热,面正赤,喘而头痛,竹叶汤主之。

✓ 译文

妇人在生产后,感受风邪,出现发热,面色发红,气喘,头痛,用竹叶汤主治。

竹叶汤方(阳虚中风)

药材组成: 竹叶一把,葛根三两,防风一两,桔梗一两,桂枝一两,人参一两,甘草一两,附子一枚(炮),大枣十五枚,生姜五两。

用法用量: 上十味,以水一斗,煮取二升半,分温三服,温覆使汗出。颈项强,用大附子一枚,破之如豆大,煎药汤去沫。呕者,加半夏半升洗。

功能主治: 温阳益气,疏风解表。主治产后中风。症见发热头痛,面红耳赤,气喘、恶风,伴身疼乏力,四肢欠温,舌质淡红、舌苔薄白,脉浮或浮缓无力。

方义方析: 方中人参、附子温阳益气,竹叶、葛根轻清宣泄;桂枝、桔梗疏风解肌;甘草、生姜、大枣甘缓和中,调和营卫。配合同用,既可扶正,又可散邪。

四、虚热烦呕证治

妇人乳中虚,烦乱呕逆,安中益气,竹皮大丸主之。

译文

妇人在哺乳期间,中气虚弱,如果出现心烦意乱,呕吐的,应当安中益气,以竹皮大丸主治。

竹皮大丸方(虚热烦呕)

药材组成: 生竹茹二分,石膏二分,桂枝一分,甘草七分,白薇一分。

制法用法: 上五味,为末,枣肉和丸,弹子大,以饮服一丸,日三夜二服。有热者倍白薇,烦喘者加柏实一分。

功能主治: 清热止呕,安中益气。主治妇人产后虚热。症见产后心中烦乱,呕逆不安,食欲不振,神疲,低热,舌红,苔少,脉滑数无力。

方义方析: 方中竹茹、石膏清胃热,止呕逆;白薇清虚热;桂枝平冲逆;甘草、大枣安中益气,调和诸药。诸药合用,共奏清热止呕、安中益气之功。

五、热利伤阴证治

产后下利虚极,白头翁加甘草阿胶汤主之。

译文

妇人生产后,气血不足,又因腹泻下利,导致气血虚极,用白头翁加甘草阿胶汤主治。

秦皮原生态

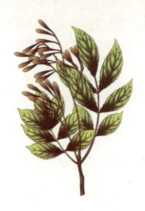

[性味]苦、涩,寒。
[主治]湿热泻痢,赤白带下,目赤肿痛,目生翳膜。

成品选鉴

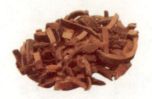

呈卷筒状或槽状,外表面灰白色、灰棕色至黑棕色或相间呈斑状,半坦或稍粗糙,并有灰白色圆点状皮孔及细斜皱纹,有的具分枝痕。内表面黄白色或棕色,平滑。质硬而脆,断面纤维性,黄白色。气微,味苦。

白头翁加甘草阿胶汤方(产后热利伤阴)

药材组成: 白头翁二两,甘草二两,阿胶二两,秦皮三两,黄连三两,黄柏三两。

用法用量: 上六味,以水七升,煮取二升半,内胶令消尽,分温三服。

功能主治: 清热治痢,益气养血。主治产后痢疾。症见大便脓血,腹痛即便,里急后重,肛门灼热,身热口渴,伴虚烦不寐,舌红、苔黄,脉象虚数。

方义方析: 方中白头翁清肝热,凉肝血,止下利;阿胶养血补血;秦皮清热止利,调畅气机;黄连、黄柏,清热燥湿,厚肠胃而止利;甘草补益中气。

第二十二章 妇人杂病脉证并治

一、妇人杂病成因、证候与治则

妇人之病，因虚、积冷、结气，为诸经水断绝，至有历年，血寒积结，胞门①，寒伤经络。凝坚在上，呕吐涎唾，久成肺痈，形体损分②；在中盘结，绕脐寒疝，或两胁疼痛，与脏相连；或结热中，痛在关元。脉数无疮，肌若鱼鳞，时着男子，非止女身。在下未多，经候不匀。冷阴掣痛，少腹恶寒，或引腰脊，下根气街，气冲急痛，膝胫疼烦，奄忽眩冒③，状如厥癫④，或有忧惨，悲伤多嗔⑤，此皆带下⑥，非有鬼神。

久则羸瘦，脉虚多寒。三十六病，千变万端，审脉阴阳，虚实紧弦，行其针药，治危得安，其虽同病，脉各异源，子当辨记，勿谓不然。

注　释

①胞门：子宫。
②损分：形体消瘦，与未病前判若两人。
③奄忽眩冒：突然发生晕厥。
④厥癫：昏厥、癫狂一类的疾病。
⑤多嗔：时常发怒。
⑥带下：这里泛指妇人经带诸病。

译文

妇人患病的病因，通常是因虚损、积冷与结气所引起，导致月经失调，甚至闭经，历经数年时间，这是由于积冷与结气在于子宫，寒邪损伤经络所致。如果凝结在上焦，就会影响肺，出现咳吐涎沫，寒邪郁久则化热，邪热损伤肺络，因此形成肺痈病，导致形体消瘦。如果积冷与结气凝于中焦，就会形成绕脐疼痛的寒疝病；或是导致肝失疏泄，出现腹痛及两胁疼痛；如果寒邪从热化，邪热壅结于中焦，就会出现脐下关元处疼痛，脉象数，但无疮疡，全身肌肤枯燥好像鳞甲一般，此病也会出现于男子身上，不单只发生在女性身上。如果积冷与结气凝于下焦，就会导致肝肾病变。妇女下血不多，出现月经不调，前阴疼痛，少腹怕冷，或是疼痛牵引到腰脊部，下连于气街，以致发生冲气急痛，两腿膝部与小腿疼痛不宁，甚至突然出现眩晕昏厥，神志失常，类似厥逆癫痫的症状，或是忧愁，或是悲伤易怒，这些都是由于妇女患带下病所致，并不是鬼神作祟。

如果病情日久不愈，则会导致身体消瘦，脉象虚弱，怕冷。妇人共有36种疾病，这些疾病的变化十分复杂，医者应当仔细审察脉象的变化，分辨阴阳、虚实、紧弦等脉象，并且根据病症的不同，或是用针，或是用药物来治疗，才能使病情转危为安。因为有些疾病虽然症状相同，但脉象却完全不同，所以必须详细分辨，不要认为这些话是多余的。

二、梅核气证治

妇人咽中如有炙脔①，半夏厚朴汤主之。

注释

①炙脔：肉切成块名脔，炙脔即烤肉块。

译文

妇人自觉咽喉中好像有肉块梗塞，吐之不出，咽之不下，用半夏厚朴汤主治。

半夏厚朴汤方（梅核气）

药材组成： 半夏一升，厚朴三两，茯苓四两，生姜五两，干苏叶二两。

用法用量： 上五味，以水七升，煮取四升，分温四服，日三夜一服。

功能主治： 行气开郁，降逆化痰。主治梅核气。症见咽中自觉有物阻塞，咳之不出，咽之不下，或刷牙时有恶心欲呕感，舌淡、苔白润或白滑，脉滑或弦缓。

方义方析： 方中半夏辛温入肺胃，化痰散结，降逆和胃，为君药。厚朴苦辛性温，下气除满，助半夏散结降逆，为臣药。茯苓甘淡渗湿健脾，以助半夏化痰；生姜辛温散结，和胃止呕，且制半夏之毒；苏叶芳香行气，理肺疏肝，助厚朴行气宽胸、宣通郁结之气，共为佐药。诸药合用，气顺痰消，则咽中自爽。

三、脏躁证治

妇人脏躁，喜悲伤欲哭，像如神灵所作，数欠伸，甘麦大枣汤主之。

妇人患脏躁病，出现悲伤哭泣，精神失常，好像有神灵驱使一样，频频打呵欠，伸懒腰，用甘麦大枣汤主治。

甘草小麦大枣汤方（脏燥）

药材组成： 甘草三两，小麦一升，大枣十枚。
用法用量： 上三味，以水六升，煮取三升，温分三服，亦补脾气。
功能主治： 养心安神，补脾益气。主治妇人脏躁。症见情志不宁、无故悲伤欲哭、频作欠伸、神疲乏力，伴心烦、易怒、失眠、便秘等，舌红、苔薄白或少苔，脉细数。
方义方析： 方中小麦味甘微寒，养心安神为君；甘草甘平，补脾益气而养心气为臣；大枣性味甘温，补中益气，并润脏燥为佐。配合同用，共奏养心安神、补脾益气之功。

四、月经病证治

妇人中风，七八日续来寒热，发作有时，经水适断，此为热入血室[①]，其血必结，故使如疟状，发作有时，小柴胡汤主之（方见呕吐中）。

注 释

①血室:狭义的是指子宫,广义的则包括子宫、肝、冲脉、任脉。

译文

妇人患太阳中风证,出现恶寒发热已经七八天,寒热发作的时间有一定规律,月经也因而停止,这是由于邪热入于血室的缘故。邪热与血液搏结,因此发病时好像疟疾,寒热发作有定时,用小柴胡汤主治(方见呕吐中)。

妇人伤寒发热,经水适来,昼日明了,暮则谵语,如见鬼状者,此为热入血室,治之无犯胃气及上二焦,必自愈。

译文

妇人感受寒邪而发热,又刚好遇到月经来潮,白天神志正常,夜晚则神昏谵语,精神错乱,好像见到鬼一样,这是因为热入血室。在治疗时,不要损伤胃气以及上、中二焦,病情必然会自行痊愈。

妇人中风,发热恶寒,经水适来,得七八日,热除脉迟,身凉和,胸胁满,如结胸状,谵语者,此为热入血室也,当刺期门,随其实而取之。

译文

妇人感受风邪,出现发热,怕冷,又刚好遇到月经来潮,经过七八天后,身热已退,出现迟脉,身体凉和,胸胁胀满,好像患了结胸证一样,胡言乱语的,这是热入血室,治疗时应当用针灸法刺期门穴,以泻肝胆实热。

问曰:妇人年五十所,病下利数十日不止,暮即发热,少腹里急,腹满,手掌烦热,唇口干燥,何也?师曰:此病属带下。何以故?曾经半产,瘀血在少腹不去,何以知之?其证唇口干燥,故知之。当以温经汤主之。

译文

问:妇人已有五十岁,患下体出血数十天而不止,傍晚时即发热,少腹部拘急,腹部胀满,手掌心烦热,口干唇燥,这是什么原因呢?老师答道:这是由于月经不调。有什么根据呢?因为患者曾经小产,有瘀血停滞在少腹还不能完全尽除的缘故。怎么知道瘀血还没有去呢？从口干唇燥的证候就可以推知，用温经汤主治。

温经汤方（虚寒挟瘀崩漏）

药材组成： 吴茱萸三两，当归二两，芎䓖二两，芍药二两，人参二两，桂枝二两，阿胶二两，生姜二两，牡丹皮二两，甘草二两，半夏半升，麦冬一升。

用法用量： 上十二味，以水一斗，煮取三升，分温三服。亦主妇人少腹寒，久不受胎；兼取崩中去血，或月水来过多，及至期不来。

功能主治： 温经散寒，养血祛瘀。主治虚寒挟瘀崩漏。症见月经不调，或前或后，或逾期不止，或一月再行，月经色暗有块，小腹冷痛喜热熨或刺痛拒按，伴唇口干燥，暮即发热，手心烦热，腹满，舌质紫黯，或边有瘀点瘀斑，脉沉涩或弦涩。

方义方析： 方中吴茱萸、桂枝温经散寒，通利血脉为君；当归、芎䓖（川芎）、芍药、牡丹皮养血祛瘀为臣；阿胶、麦冬养阴润燥，人参、甘草益气健脾，半夏、生姜降逆温中为佐；甘草调和诸药为使。诸药相配，共奏温经散寒、养血祛瘀之功。

妇人陷经①，漏下，黑不解，胶姜汤主之。

> **注 释**

① 陷经：经气下陷，下血不止。

> **译文**

妇人下体出血而淋漓不断，血色黑且不能停止的，用胶姜汤主治。

胶姜汤（冲任虚寒崩漏）

药材组成： 按《千金方》胶艾汤，其中亦有干姜。陈修园治一妇人漏下黑水，宗此方用阿胶、生姜二味治愈，可做参考。

功用主治： 调补冲任，温阳散寒，固经止血。主治崩漏。症见妇人漏下色黑不解，淋漓不尽，伴面色苍白，头晕心悸，气短神倦，腰膝酸软，憎寒畏冷，舌质淡，脉微弱。

方义方析： 方中阿胶补血滋阴，润燥止血，善疗血虚出血；干姜温达阳气，使阳气固摄脉络以止血。二药相用，以达温阳补血止血之效。

带下经水不利①，少腹满痛，经一月再见者②，土瓜根散主之。

注释

①经水不利：月经行而不畅。
②经一月再见者：月经一月两潮。

译文

妇人带脉以下的病变，月经不能如期而至，或月经循行不畅，小腹部满痛，月经一月两行，用土瓜根散主治。

土瓜根散方（经水不利——血瘀）

药材组成： 土瓜根三两，芍药三两，桂枝三两，䗪虫三两。
用法用量： 上四味，杵为散，酒服方寸匕，日三服。
功能主治： 破瘀通经。主治月经不调，或过期而至，或一月再行，经行不畅，月经量少，色紫有块，少腹满痛，按之不减或拒按，或少腹按之有硬块，舌质紫暗，脉沉或涩。
方义方析： 方中土瓜根化瘀通阳，破积结，消癥瘕；桂枝通达阳气，温达经气，化瘀利血气；芍药养血入络泻瘀；䗪虫（土鳖虫）破血祛瘀，通畅经气。加酒以行药势，诸药相伍，以奏活血祛瘀，通经止痛之功，瘀血得去则经水自调。

妇人少腹满如敦①状，小便微难而不渴，生后②者，此为水与血俱结在血室也，大黄甘遂汤主之。

注释

①敦：古代盛食物的器具，上下稍锐，中部肥大。
②生后：产后。

译文

妇人出现少腹胀满如器皿状，小便稍微不通畅，口不渴，如果发生于产后的，这是因为水与血互相壅结在子宫的缘故，用大黄甘遂汤主治。

大黄甘遂汤方（水血并结血室）

药材组成：大黄四两，甘遂二两，阿胶二两。

用法用量：上三味，以水三升，煮取一升，顿服之，其血当下。

功能主治：破瘀逐水，养血扶正。主治月经不调。症见小腹胀满，疼痛拒按，其形隆起，小便微难，口不渴或下肢浮肿，舌淡胖边有齿痕、苔白滑或白润，脉沉弦而涩。

方义方析：方中大黄荡涤胞中瘀血，使瘀从下而去；甘遂逐胞中水气，使水气尽从下去，与大黄相用，逐瘀泻水，洁净胞宫；因产后所得，故配阿胶养血扶正，佐制大黄、甘遂攻伐太过，使邪去而不伤正。诸药合用，逐而不峻，利而不伤，补而非补，相互为用，以奏其功。

芤脉寸口三部脉象

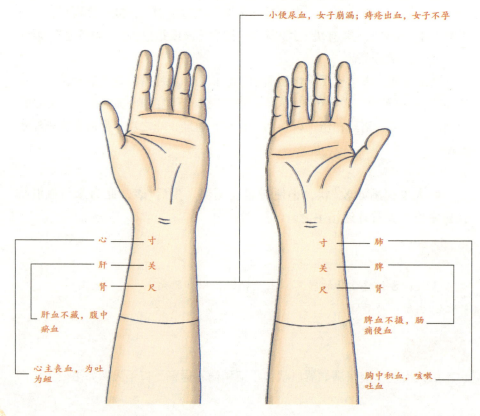

寸口脉弦而大，弦则为减，大则为芤，减则为寒，芤则为虚，寒虚相搏，此名曰革，妇人则半产漏下，旋覆花汤主之。

译文

如果寸口部出现弦大的脉象，脉弦表示气血衰弱，气血衰弱而出现脉象浮大时为芤脉，气血衰弱主寒证，芤脉主虚证，寒与虚相合，称为革脉。若是妇人患病，则出现小产或是漏下，用旋覆花汤主治。

旋覆花汤方

药材组成： 旋覆花三两，葱十四茎，新绛少许。

用法用量： 上三味，以水三升，煮取一升，顿服之。

功能主治： 理气通阳，活血散瘀，主治小产或是漏下。

方义方析： 方中旋覆花通肝络而行气，散瘀滞而通经；葱茎温通阳气，散结活血通络；新绛（茜草）通经脉，活血行血，并制量大之葱茎辛散太过。

妇人经水不利下，抵当汤主之。

译文

妇人月经淋漓不断，或是月经量过少，这是因为瘀血壅结于子宫的缘故，用抵当汤主治。

抵当汤方

药材组成： 水蛭三十个（熬），虻虫三十枚（熬、去翅足），桃仁二十个（去皮尖），大黄三两（酒浸）。

用法用量： 上药四味，为末，以水五升，煮取三升，去渣，温服一升。

功能主治： 破血祛瘀，主治月经淋漓不断，

水蛭原生态

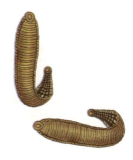

[性味] 咸、苦，平；有小毒。
[主治] 血瘀经闭，癥瘕痞块，中风偏瘫，跌仆损伤。

★成品选鉴★

呈扁平纺锤形，有多数环节，背部黑褐色或黑棕色，稍隆起，用水浸后，可见黑色斑点排成5条纵纹；腹面平坦，棕黄色。两侧棕黄色，前端略尖。后端钝圆，两端各具1吸盘，前吸盘不显著，后吸盘较大。质脆，易折断，断面胶质状。气微腥。

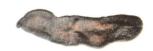

第二十二章　妇人杂病脉证并治

或月经量过少，少腹硬满拒按。

方义方析：方中水蛭破血瘕，化瘀血，通血脉，利经隧；虻虫利血脉，通经气，下瘀血，逐瘀积，疗月水不通；桃仁破血化瘀，通月水，利胞宫，行气血，润肠通便，使瘀血从大便而去；大黄泻热逐瘀，通利大便，洁净肠腑。

五、带下病证治

妇人经水闭不利，脏坚癖不止①，中有干血，下白物②，矾石丸主之。

①脏坚癖不止：胞宫内有干血坚结不散。
②白物：白带。

译文

妇人月经停闭或是经行不畅，子宫内有瘀血干结不散，由于瘀血不去，形成湿热而排出白带的，用矾石丸主治。

矾石丸方（湿热带下）

药材组成：矾石三分（烧），杏仁一分。
制法用法：上二味，末之，炼蜜和丸枣核大，内脏中，剧者再内之。
功能主治：清热利湿，杀虫止痒。主治湿热白带。症见白带量多色黄，或臭秽，或阴痒，伴少腹疼痛，固定不移，按之则硬或闭经或月经色黯有瘀块，舌红、苔白腻或黄腻，脉滑数。
方义方析：方中矾石燥湿解毒，降泄瘀血；杏仁疏利开通，破滞泄瘀，宣降气机。配白蜜滋润以制矾石燥涩之性。

蛇床子散方，温阴中坐药。

妇人阴中寒冷，用温阴中坐药蛇床子散主治。

蛇床子散（寒湿带下）

药材组成： 蛇床子仁。

用法用量： 上一味，末之，以白粉少许，和令相得，如枣大，绵裹内之，自然温。

功能主治： 暖宫燥湿，杀虫止痒。症见带下清稀，色白，或黏稠，伴腰酸困重，少腹寒冷，外阴瘙痒等，舌淡、苔白腻，脉沉滑或沉缓。

方义方析： 方中蛇床子温肾壮阳，散寒燥湿，杀虫止痒，善主妇人阴中瘙痒，男子阴囊潮湿，疗皮肤恶疮及湿癣；白粉甘平，补益正气，长于扶正祛邪，与蛇床子相用，益气以助阳，温阳散寒除湿。

注意事项： 本方既可外用，亦可内服，但蛇床子因有毒，故内服注意剂量一般不宜太大，以免导致恶心、呕吐等不良反应。

六、妇人腹痛

妇人六十二种风，及腹中血气刺痛，红蓝花酒主之。

妇人感受六十二种风邪，导致气血停滞不行而出现腹部刺痛，用红蓝花酒主治。

红蓝花酒方（瘀血内阻）

药材组成： 红蓝花一两。

用法用量： 上一味，以酒一大升，煎减半，顿服一半，未止再服。

功能主治： 行血，润燥，消肿，止痛。主治瘀血内阻腹痛。症见腹中刺痛拒按，经闭或痛经或经来色黯有块，舌质紫黯，脉沉涩。

方义方析： 红蓝花（红花）活血通经，化瘀行血，调和气血，止痛；酒既能行气血，又能助红蓝花活血化瘀，通行气血。

妇人腹中诸疾痛,当归芍药散主之（见前妊娠中）。

译文

妇人患各种腹痛证,用当归芍药散主治（见前妊娠中）。

妇人腹中痛,小建中汤主之（见前虚劳中）。

译文

妇人腹部疼痛,用小建中汤主治（见前虚劳中）。

七、妇人转胞

问曰：妇人病,饮食如故,烦热不得卧,而反倚息者,何也？师曰：此名转胞[1],不得溺也。以胞系了戾[2],故致此病。但利小便则愈,宜肾气丸主之。

注释

[1] 胞：膀胱。
[2] 胞系了戾：膀胱之系扭转不顺。

译文

问：妇人患病,饮食正常,心中烦热,不能平卧,反而倚床喘息,这是什么原因呢？老师答道：这种病称为转胞,主要是因小便不通,膀胱之系扭转不顺所致,只需通利小便,则病情可以痊愈,宜用肾气丸主治。

肾气丸方

药材组成：干地黄八两,薯蓣四两,山茱萸四两,泽泻三两,茯苓三两,牡丹皮三两,桂枝一两,附子一两（炮）。

制法用法：上八味,为末,炼蜜和丸,如梧桐子大,酒下十五丸,加至二十五丸,日再服。

功能主治：温补肾气。主治转胞。症见腰酸脚软,肢体畏寒,少腹拘急,小便不利或频数，舌质淡胖，尺脉沉细。

方义方析：方中地黄、山茱萸补益肾阴而摄精气；薯蓣（山药）、茯苓健脾渗湿，泽泻泄肾中水邪；牡丹皮清肝胆相火；桂枝、附子温补命门真火。诸药合用，共成温补肾气之效。

八、妇人前阴诸疾

少阴脉滑而数者，阴中即生疮，阴中蚀疮烂者，狼牙汤洗之。

如果少阴脉出现滑数的脉象，主要是由于湿热下注，导致前阴生疮，如果前阴腐蚀糜烂的，用狼牙汤外洗。

狼牙汤方（阴疮）

药材组成：狼牙三两。

用法用量：上一味，以水四升，煎取半升，将丝绵缠于筷子上，如蚕茧那样大，浸泡于药场内，再取出将药汁滴入阴中。日四遍。

功能主治：清热燥湿，杀虫止痒。主治妇人阴中生疮，脉滑数。

方义方析：方中狼牙清泻邪热，荡涤湿浊，驱杀诸虫，敛疮生肌，善疗妇人阴中湿热疮毒诸证。

胃气下泄，阴吹①而正喧②，此谷气之实也，膏发煎导之（见黄疸中）。

注释

①阴吹：前阴出气，如后阴矢气一样。
②正喧：前阴出气较频繁，甚至声响连续不断。

如果胃气下泄，前阴出声好像后阴屎气一样喧然有声的，这是由于肠中大便燥结所致，用膏发煎润肠通便，大便一通气归常道，阴吹自然消失。

附录：古今计量单位对照与换算

一、质量单位对照表

1厘：约等于0.03125克。

1分：约等于10厘（0.3125克）。

1钱：约等于10分（3.125克）。

1两：约等于10钱（31.25克）。

1斤：约等于16两（500克）。

二、古代医家用药剂量对照表

1方寸匕：约等于2.74毫升，或金石类药末约2克；草本类药末约1克。

1钱匕：约等于5分6厘，或2克。

1刀圭：约等于1方寸匕的1/10。

1撮：约等于4刀圭。

1勺：约等于10撮。

1合：约等于10勺。

1升：约等于10合。

1斗：约等于10升。

1斛：约等于5斗。

1石：约等于2斛或10斗。

1铢：一两等于24铢。

1枚：以体积较大者为标准计算。

1束：以拳头尽量握足，去掉多余部分为标准计算。

1片：以1钱的重量作为1片计算。

1茶匙：约等于4毫升。

1汤匙：约等于15毫升。

1茶杯：约等于120毫升。

1饭碗：约等于240毫升。